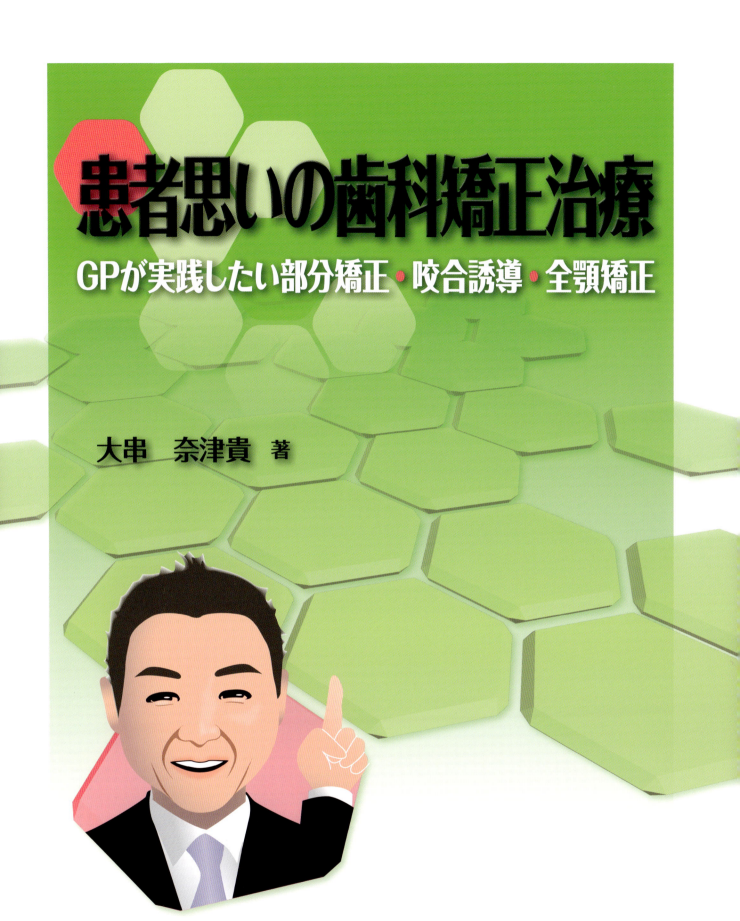

This book is originally published in Japanese
under the title of:

KANJA OMOI NO SHIKAKYOUSEICHIRYOU

OOKUSHI, NATSUKI
Heart Smile Dental Clinic

© 2025 1st ed.

ISHIYAKU PUBLISHERS, INC.
7-10, Honkomagome 1 chome, Bunkyo-ku,
Tokyo 113-8612, Japan

序文

　われわれ，一般開業医（GP）が行う治療とは何であろうか．私が卒業した2000年では歯周病，保存，補綴，小児，外科（抜歯・小手術），予防が主であった記憶がある．矯正治療といえば矯正専門医が行う永久歯列を対象としたものであった．また1960年頃に始まった小児期の咬合誘導は小児専門医が行っており，その後，患者の成長に伴い経過を追えないことも多かったと思われる．これまで矯正治療は専門性の高い分野であると考えられ，GPにとっては矯正治療を診療体制に取り入れるのはかなりハードルの高いものであった．しかし，近年では歯科治療において多様なアプローチが求められるようになり，より良い口腔内の環境を整えるために部分矯正（MTM）を取り入れるGPも増えたのではないだろうか．1口腔単位で日々診療に向き合っているGPであれば診療体制に矯正治療を取り入れるようになってきたのは必然だと考える．GPの特徴としては1口腔単位での治療を行えることであるが，もう一つ重要な特徴としてわれわれGPは「かかりつけ医」として患者と乳幼児期から関われることである．これまで咬合誘導の有効性について疑問視する声も多くあったが，これはこれまで咬合誘導と永久歯列での矯正治療が連続して診るのではなく断片的に診ていたためだと考える．小児期・永久歯列と断片的に異なる歯科医師が診てしまうことによって，現在の不正咬合になってしまった原因を見誤ってしまいその結果，診断・治療方針に影響がでてしまう．「小児期のみ」「永久歯列のみ」を中心に診てしまうのは「木を見（診）て森を見（診）ず」だと考えている．われわれGPは「かかりつけ医」として患者を長期にわたって診ていくことができる．その中で患者にとって矯正治療が必要な時期を見極め，最小限の介入で最大限の効果を発揮できるような将来を見据えた治療計画を考えなければならない．近年においては，ブラケットやワイヤーを用いないマウスピースを使用したアライナー矯正が広がりをみせており，目立たない矯正の登場が患者に与える恩恵は大きい．そして，このアライナー矯正の普及はGPにとっては矯正治療を行うハードルを下げることになったと感じるが，その反面，矯正の知識や経験が少ないままアライナー矯正に取り掛かったことにより，患者とのトラブルが増加しているとよく耳にする．この状況はインプラント治療がGPの間に急速に広がった時と非常に酷似している．インプラント治療もGPに広まった当初はさまざまなトラブルが多発したが，現在ではその経験からインプラント治療の知識・技術は発展し，その結果，現在では多くのインプラント症例はGP，患者双方にとって安心・安全に行える治療法として確立することができている．今後，GPが行う矯正治療が後退することなく，進化し安心・安全に行える治療法として確立していくためには，小児の咬合誘導から永久歯列の全顎矯正についての知識・技術に加え，咬合の知識を学んでいく必要がある．

　そこで，本書ではGPやそこに従事している歯科医師を対象としてまずは矯正に必要な基礎知識からMTMについて症例を通して学び，その後のステップとして咬合・セファロ分析（骨格）を考えた全顎矯正，咬合誘導について多くの症例を通して紹介したい．本書がGP，「かかりつけ医」として日常臨床に小児から成人までの矯正治療を取り入れ安心・安全に治療を行いたいと考えている歯科医師のための一助となり，不正咬合で悩んでいる患者さんが一人でも多く救われ，患者・歯科医師ともにより良い人生となる転換期になれば幸いである．

大串　奈津貴

患者思いの歯科矯正治療

GPが実践したい部分矯正・咬合誘導・全顎矯正

序文 ………………………………………………………………………… 3

付録　セファロの見方 …………………………………………………… 6

0章　地域に根ざした GP になるということは ……………………… 7

1. はじめに ……………………………………………………………… 8
2. 筆者と矯正治療 ……………………………………………………… 8
3. 当院の診療スタイル ………………………………………………… 9
4. 矯正治療を取り入れた GP として思うこと ……………………… 10
5. 木も診て森も診る …………………………………………………… 14

1章　部分矯正（MTM）を学ぼう ……………………………………… 15

1. はじめに ……………………………………………………………… 16
2. MTM に関する留意点 ……………………………………………… 16
3. 症例を通して〜挺出〜 ……………………………………………… 17
　　コラム　L-Loop の活用 …………………………………………… 24
4. 症例を通して〜アップライト〜 …………………………………… 26

2章　成長期の矯正〜咬合誘導に挑戦しよう！ ……………………… 29

1. はじめに ……………………………………………………………… 30
　　コラム　萌出障害の治療の流れ ………………………………… 31
　　コラム　上顎犬歯の萌出障害 …………………………………… 32
　　コラム　上顎犬歯萌出障害の診断 ……………………………… 33
2. 反対咬合 ……………………………………………………………… 47
　　口腔機能発達不全を伴う歯列不正への対応　生物学的アプローチ … 50
3. 小児不正咬合　症例別　治療方法まとめ ………………………… 54

3章　永久歯の矯正に挑戦しよう！ …… 55

 1. はじめに …… 56

 2. 全顎矯正は顎位の変更である！ …… 56

  特別講義！　診断から治療計画立案に必要な診るべき要素 …… 65

 永久歯の矯正　まとめ …… 126

おわりに …… 128

本書に付属する動画のご利用について

以下のURLまたはQRコードからウェブページにアクセスしてください．ページ上の項目をクリック／タップすると動画を視聴することができます．

https://www.ishiyaku.co.jp/ebooks/447500/

また，本文中に掲載されているQRコードを読み込むと，該当の動画を直接再生することができます．

［動作環境］
Windows 10以上のMicrosoft Edge，Google Chrome最新版
macOS 12以上のSafari最新版
Android 13.0以上のGoogle Chrome最新版
iOS／iPadOS 16以上のSafari最新版
※フィーチャーフォン（ガラケー）には対応しておりません．

◆注意事項
・お客様がご負担になる通信料金について十分にご理解のうえご利用をお願いします．
・本コンテンツを無断で複製・公に上映・公衆送信（送信可能化を含む）・翻訳・翻案することは法律により禁止されています．

◆お問い合わせ先
以下のページからお問い合わせをお願いします．
https://www.ishiyaku.co.jp/ebooks/inquiry/
※お電話でのお問い合わせには対応しておりません．ご了承ください．

付録 セファロの見方

● 主に利用している計測点

S 点 (Sella): トルコ鞍の中心
N 点 (Nasion): 前頭鼻骨縫合の最前点
Or (Orbitale): 眼窩下縁の最下点
Po (Porion): 外耳道上縁
A 点: 上顎歯槽基底の前方限界点
B 点: 下顎歯槽基底の前方限界点
Me (Menton): 下顎結合部の最下点
Pog (Pogonion): オトガイ隆起の最前方

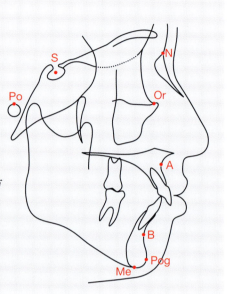

● 計測項目

SNA: 上顎歯槽基底部の前後的な関係
　　　標準値より大きければ過成長,小さければ劣成長
SNB: 下顎歯槽基底部の前後的な関係
　　　標準値より大きければ過成長,小さければ劣成長
ANB: 上下顎骨の前後関係
　　　骨格Ⅰ級,骨格Ⅱ級,骨格Ⅲ級の評価
FMA: 下顎下縁平面の傾き
　　　ハイアングル,ローアングル
A.P.D.I.: 上下顎の前後的位置関係
O.D.I.: 垂直的な指標
Interincisal angle: 上下中切歯の歯軸のなす角度
U1-NA(mm): 上顎歯槽基底に対する上顎前歯の前後的位置
L1-NB(mm): 下顎歯槽基底に対する下顎前歯の前後的位置
U1-NA(°): 上顎前歯の軸傾斜
L1-NB(°): 下顎前歯の軸傾斜

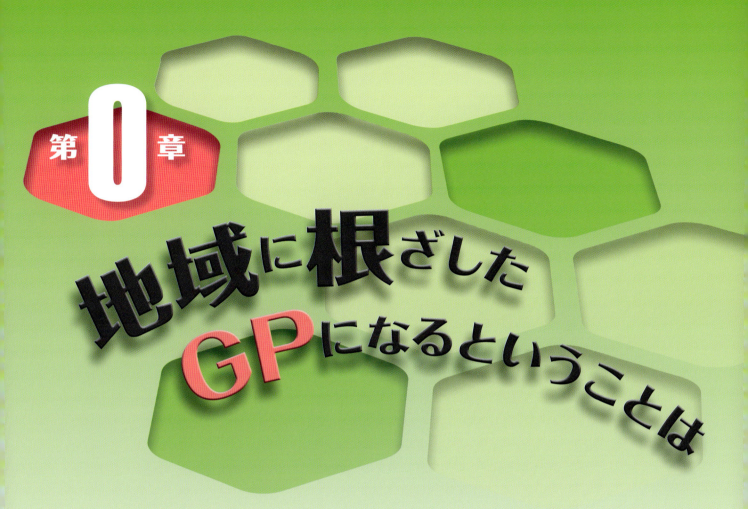

第0章 地域に根ざしたGPになるということは

1. はじめに

　筆者は福岡市郊外の太宰府市という場所に診療所を構えている．この太宰府市は，菅原道真公を祀っている太宰府天満宮や元号の令和の由来となった場所で歴史的な街である一方，福岡市のベッドタウンとしての一面も持ち合わせている．したがって，筆者のような一般的なGPの診療所には幼児期や学童期，中高生や子育て世代，ご高齢の方など，さまざまな患者層が来院される．

　そのため，小児のう蝕治療や衛生指導・発育指導を行ったり，義歯治療をすることや，また審美的な改善を求められた際には審美的な治療を行う必要があったり，インプラント治療が必要になることもある．さらに歯並びを相談された際には，矯正治療を行うこともあり，多くの治療オプションを持ち合わせていなければ対応ができない．これらの治療オプションの中でも，本書においては矯正治療についてフォーカスを当てさせていただく．

2. 筆者と矯正治療

　筆者が矯正治療を学び始めたのは，開業して間もない頃である．矯正を学ぶ以前は，歯列不正がある補綴治療が必要な歯には何とか補綴にて対応しようと試みた結果，歯の削除量が多くなってしまったり，歯根と補綴の方向が異なることにより術後の経過が悪かったりを経験し，審美的・機能的に術者・患者双方が満足できる補綴治療を行うことの難しさを感じていた．

　全顎矯正が必要な患者は矯正専門医へ紹介していたが，ちょっと歯の位置が悪い，ちょっと歯の向きが悪いなど，いわゆる部分矯正が必要な患者に対しては，矯正専門医へ紹介することはあまりなかった．本来は部分矯正であっても自分自身に矯正の技術がないのであれば，矯正専門医へ紹介するべきではあるが，1～数歯の歯を少しだけ動かすために患者に遠方の矯正専門医へ足を運んでいただくことへの距離的・通院の時間的な問題が気がかりだった．また，矯正を行なっている間は他の治療の進捗具合が遅くなったり，口腔内の衛生管理が不十分になったりと治療期間・管理の問題もあり，そのままの環境で補綴のみで治療を行っていた．

　補綴・部分矯正が必要な患者は成人である場合がほとんどで，ペリオに問題のあることも多くあり，矯正専門医からペリオの患者を断られたこともあった．

　このような状況であったため，自院にて矯正治療ができれば患者にとっての恩恵は大きいと考え，まずは部分矯正を学ぶためセミナーを受講し，技術・知識の習得を目指した．部分矯正を学んだ結果，筆者の診療は大きく変化し，患者にとってより質の高い治療を提供することができるようになったと考えている．その後はもっとより良い結果を得たいという思いから，部分矯正だけではなく全顎矯正についても学んでいき現在の診療スタイルへと変化した．

3. 当医院の診療スタイル

　全顎矯正まで学んだ結果，局所的な診断であったものが1口腔単位での診断を行う習慣を自然に身につけることができた．当初は成人・永久歯列を中心に部分矯正・全顎矯正治療を取り入れていたが，1口腔単位で診ていくようになった結果，乳歯・混合歯列期の歯列不正の多さに気づき，成人になる前に歯列不正を改善した方が良いのではないかと考えるようになり，小児期の矯正治療についても取り掛かるようになった．

　特に小児期の歯列不正の原因は呼吸・筋機能の不調和によって生じていることが多い．そのため，小児期においては歯の並びだけを改善するのではなく，歯列不正の原因となっている呼吸・筋機能へアプローチを行うことによって歯列不正を改善し，健全な成長発育を行えるよう心掛けている．当医院では，筋機能訓練を行う専用のトレーニングルームを設けて，患者・保護者・エデュケーター（指導するスタッフ）の三者でトレーニングに取り組んでいる．（下図）

　この小児期の矯正治療というのも成長を経時的に診ることのできるGPだからこその特徴であろう．

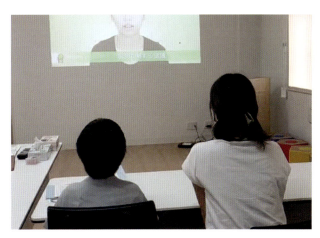
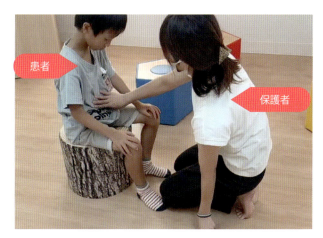
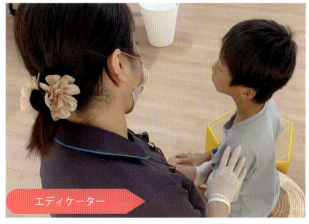

図　三者によるトレーニング

4. 矯正治療を取り入れたGPとして思うこと

　矯正治療を学び習得することは，さまざまな歯列不正を改善し，患者の口腔内を健康にすることに繋がり，患者にとってのメリットは多いため，乳歯列・混合歯列・永久歯列と全ての世代において，ぜひ積極的に治療に取り入れていただきたい．それでは歯列不正があれば治療プランとして必ず矯正治療を考えなければならないのであろうか．答えはNOである．ここで矯正治療を学び習得される先生にこそ，治療計画を考える際に念頭においていただきたいことがあるので，症例を通してお伝えしたい．

　症例0-1は18歳女性で上顎前歯の離開を主訴に来院された患者である．上顎中切歯間に離開，側切歯は矮小歯のため歯間離開および形態的な問題があった（図0-1-1）．この患者の主訴を改善するための治療計画としては①矯正治療による改善，②矯正治療は行わずコンポジットレジンやラミネートベニアなどによる補綴的治療が考えられる．それぞれの治療のデメリットとしては，矯正治療であれば治療期間が長期になることや矯正後の後戻りの問題があり，コンポジットレジンやラミネートベニアによる補綴的な治療の場合は，補綴物のチッピングや破折，脱離などの問題がある．本患者においては歯間離開の程度はそこまで大きくはないため，歯間離開を矯正治療によって改善した場合には，術後に少しでも後戻りしてしまうと，患者の主訴を長期的に維持することは困難であると判断し，②の補綴的な治療を選択している．上顎中切歯間はコンポジットレ

症例0-1

年齢：18歳　性別：女性
主訴：前歯の隙間が気になる

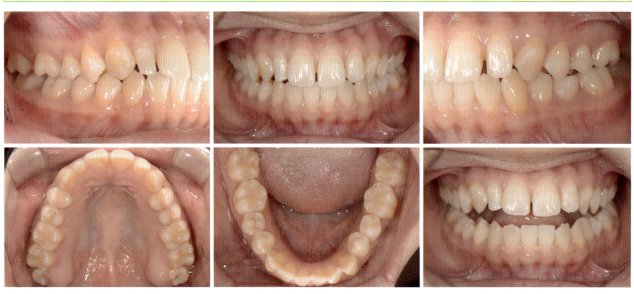

図0-1-1　術前の口腔内写真

ジンにて，矮小歯である上顎左右側切歯にはラミネートベニアを行った．術後の治療結果はとても満足していただき，補綴にて審美的な改善を行うことができている．術後，2年経過時においても補綴装置のチッピングや破折，脱離の問題はなく，安定した経過を辿っている（図 O-1-2）．

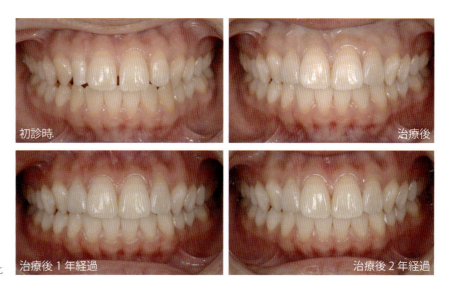

図 O-1-2　初診時と術後の変化

第0章 地域に根ざしたGPになるということは

症例 0-2

年齢：41歳　性別：女性
主訴：歯並びを治したい

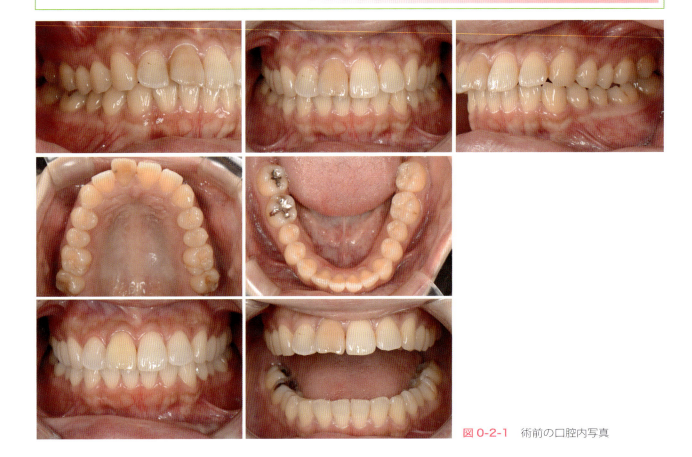

図 0-2-1　術前の口腔内写真

　症例 0-2 は 41 歳女性で歯並びを治したいとのことで，矯正希望で来院された患者である．上顎右側中切歯の唇側への傾斜，上顎右側側切歯は反対側の側切歯と比較しやや口蓋側に位置していた（図 0-2-1）．矯正希望で来院された患者ではあるが，筆者の診断において咬合・下顎位には大きな問題はないと判断したため，矯正治療ではなく補綴による治療法を患者に提案した．患者には矯正治療・補綴治療の双方について治療期間や費用，前歯以外の咬合には大きな問題はないことを説明し，補綴による歯列不正の改善を了承いただいた．治療はまずはホワイトニングを行い，歯の色調を改善後，上顎右側中切歯はジルコニアセラミックスにて歯軸を修正し，口蓋側に位置している上顎右側側切歯についてはラミネートベニアを用いて見かけ上の歯列不正の改善を試みている．患者の主訴であった上顎前歯部の歯列不正は上顎前歯の補綴治療のみの介入で審美的な改善ができている（補綴セット時には対合である下顎前歯の調整は行っている）．患者にとっては矯正治療にて改善した場合と比較し，治療期間は短縮し，治療費は抑えることができ，何よりも審美的な治療ができたことにとても喜んでいただけた症例である（図 0-2-2）．

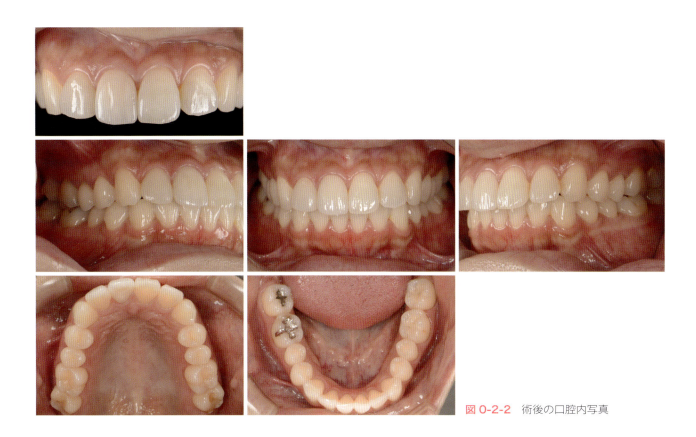

図 0-2-2　術後の口腔内写真

　提示した2症例ともに，矯正のスキルを持ちわせていれば，もちろん矯正治療によって改善しても良好な結果は得られるだろう．しかし，それがこの2人の患者において本当に最善な治療法であろうか．

　歯列不正があっても提示した症例のように咬合・下顎位に大きな問題がなければ，矯正治療と他の治療法を比較しメリット・デメリットを考える必要がある．矯正治療のメリットが他の治療法を上回らないのであれば，矯正治療を選択する要素はない．

　治療のオプションとして矯正の知識・技術を持ち合わせることは非常に素晴らしいことである．しかし，矯正の知識・技術を持ち合わせた結果，歯列不正があるとどうしても治療オプションとしての矯正の優先順位が高くなってしまい，矯正治療を患者に勧めてしまう．歯列不正があっても提示した症例のように矯正治療を選択するよりも他の治療法を選択した方が良い症例も多々あるので，歯列不正だけでなく，1口腔単位で咬合まで観察し，その患者にとって矯正治療に流されない最善だと思われる治療法を選択していただきたい．

　今，矯正治療を学んでいる先生や習得している先生だからこそ，矯正の知識・技術に溺れないよう日々，心掛けていただきたい．本書の中で矯正についての詳細な内容を読み進む前に，筆者が読者の皆様に最初にお伝えしたいことである．

5. 木も診て森も診る

　部分矯正は，1〜数歯を移動することであり，歯周・補綴・咬合の問題を改善することによって治療がしやすくなるもので，大幅な顎位の変化はない．一方で全顎矯正はダイナミックに歯を移動する治療のため，大幅な咬合・顎位の変化，顔貌の変化をもたらす．

　全顎矯正を学び始めた当初は歯が並び，顔貌が審美的になっていれば良いという安易な考えであった．これは筆者が咬合・顎位というものを静止した状態でみていたからだと考える．しかし，実際の咬合・顎位というのは静止したものではなく，咬頭嵌合位を終末位として，開閉口・偏心運動を行う動的なものである．さらに咬合・顎位に関連する要素として，上下顎骨の位置関係，顎関節，咀嚼筋などの咬合関連筋などがあり，咬合・顎位というものはさまざまな要素が相関している環境にある．

　この考えは下川公一先生から学んだ「下川臨床咬合」をもとにしている．この下川公一先生と出会い，学ばせていただいたことが私の臨床の礎となっており，歯科医師人生の分岐点となったと言って過言はない．本書においても全顎矯正の章にて記述しているが，より詳細に説明されている駒澤　誉先生，雑賀伸一先生著の『「下川の臨床咬合」受講ノート』（図 5）を参照されるとより理解を深めることができるので，ぜひ一読いただきたい．

　全顎矯正のようにダイナミックな歯の移動を行うということは，さまざまな要素の絡みあう咬合・顎位を理解し，治療を行わなければよい治療結果は得られない．全顎矯正を治療に取り入れるならば，歯だけでなく，広義の意味での咬合・顎位について考慮し，「木も診て森も診る」ことが大切である．

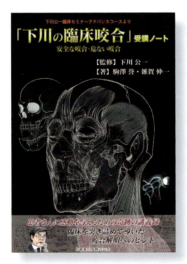

図 5　ページをめくるたびに下川公一先生の言葉が胸に響き，その姿が鮮やかに蘇る．再び講義を受けているような，臨場感あふれる一冊．まさに"生きた講義録"である

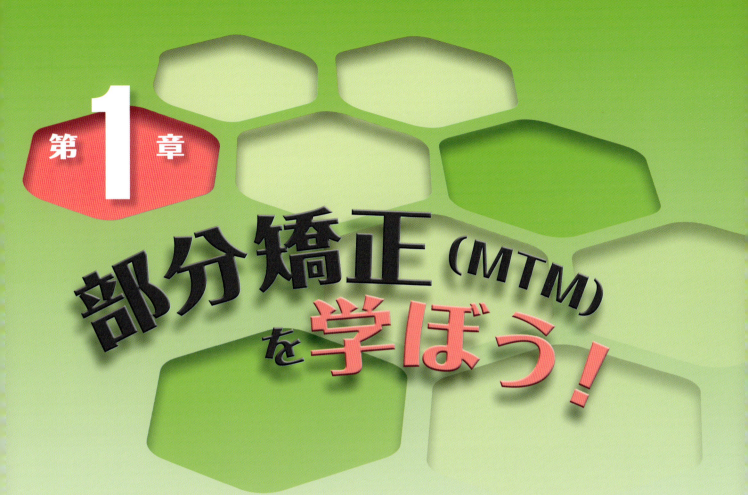

第1章 部分矯正(MTM)を学ぼう！

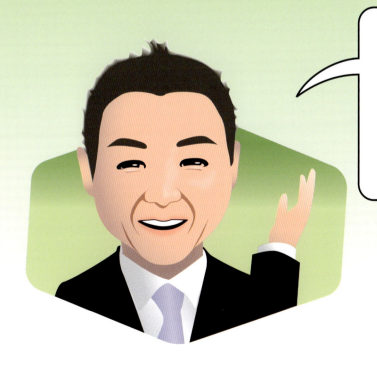

全顎矯正の成功は
MTMの確かな技術から始まる！
MTMで自信を積み重ねて，
全顎矯正のステージへ

1. はじめに

　部分矯正（Minor Tooth Movement．以下，MTM）とは歯列内の歯を部分的に移動する方法で，主に傾斜移動によって歯の移動を行う治療である．

　一般臨床において MTM を取り入れることによって臨床の幅，質が向上する．

　例えば残根の歯を挺出させたり，歯列からはみ出している歯を歯列内に排列したり，傾斜している歯を整直することができれば，治療の選択肢が増える．ＭＴＭによって１歯〜数歯の環境を変えることにより歯周・補綴・咬合の問題を改善することで治療がしやすくなり，予後も安定させることができる．

　MTM は GP が日常臨床に取り入れることによって発展してきたものである．そこには次のような背景があるのではないかと筆者は考える．矯正に関する知識・技術に乏しい GP が MTM を行うには矯正専門医と連携するしかないが，多くの矯正専門医は歯周病を伴う症例には対応が難しかったり，最終補綴物をイメージした歯の移動が GP と共有できなかったりする場面もあり得る．

　本章では，日々の臨床においてよく目にすることの多い症例を通して，MTM の術式からワイヤーベンディングの方法についてまとめている．

2. MTM に関する留意点

　MTM を行う際の術前のポイントは，部分的に移動させる治療なので，①移動させるだけのスペースはあるのか，②アンカーロスを起こさないために十分な固定歯を確保できるのか，③移動することによって術中，術後に対合歯と咬合干渉を生じるおそれはないのかを十分な診査を行う必要がある．

3. 症例を通して〜挺出〜

矯正的挺出は移動法としては難易度が低く，日々の臨床において矯正的挺出が必要となるシチュエーションは多くあり，MTMのなかで使用頻度は多い．

1) 保存的挺出

残根状態の歯に対して適切な歯冠修復ができない場合に，残根を挺出し健全な歯質を骨縁上に出すことによって，フェルールを確保し，歯を保存する方法である（1-O）．挺出には矯正的挺出の他に骨切除，外科的挺出があるが，特に前歯部においては骨切除は審美的な観点から適応しづらく，また外科的挺出は抜歯時に破折のリスクがある．

骨切除や外科的挺出と比較して，矯正的挺出は安全に歯を保存できる方法である．

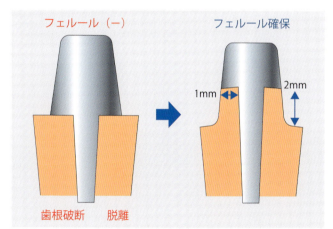

図1-O フェルールを確保することで，歯根破折や脱離のリスクを軽減

2) 挺出臨床テクニック

①主線とフックの位置は挺出しやすいように距離をとり，フックの位置は可能な限り低い位置に設置

②フックの長さはフックの付け替えや牽引後の撤去をしやすくするために5mm程度にしておく

③挺出後の歯冠歯根比は1：1以上を確保できることを術前に十分な診査を行う．それ以下になる場合は連結や抜歯を考慮しなければならないため，挺出前に慎重な判断が必要である．

④主線は前歯部では審美面に配慮して舌側に，臼歯部は舌感を考慮して頬側に配置する．

⑤最終補綴物をイメージして牽引したい方向に主線とフックを位置付ける．前歯においては真っ直ぐかやや舌側方向に牽引すると補綴物を作製しやすい．

⑥臼歯部においては対合との関係で十分な挺出量を確保することができない場合もあるが，部分矯正で終える場合であれば，確保できる量で妥協することはやむを得ない．

第1章 部分矯正（MTM）を学ぼう

症例 1-1　　　　　　　　　　　　　　　　　　　　　フェルール確保のための挺出①

患者概要：38歳，女性．主訴は「子供の頭が歯にぶつかってグラグラする」（1-1-1）．上顎左側側切歯の前装冠脱離．フェルールは喪失しており，このままでは審美的・長期的に予後の良い補綴物を作製することは困難である（1-1-2, 3）．

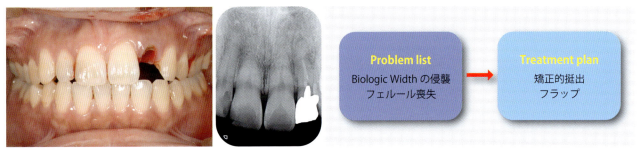

図 1-1-1　デンタルX線写真を撮影すると歯槽骨内には十分な量の歯根が確認できるため，矯正的挺出によって健全な歯質を歯槽骨から出し，フェルールを確保した後に補綴物を作製することとした

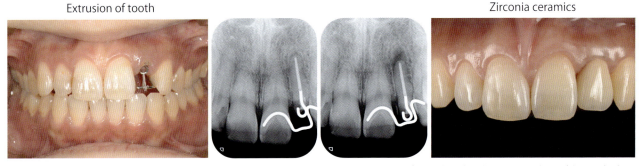

図 1-1-2　挺出する歯の根尖に病変が認められる場合には，挺出を行う前にまずは根管治療を行っておく必要がある．挺出させる歯にはフックを，隣在歯には固定用ワイヤーを装着し，エラスティックゴムにて挺出を行う．挺出は唇頰側方向に牽引してしまうとその後の補綴物を審美的に仕上げることが困難になってしまうので，牽引の方向には注意が必要である

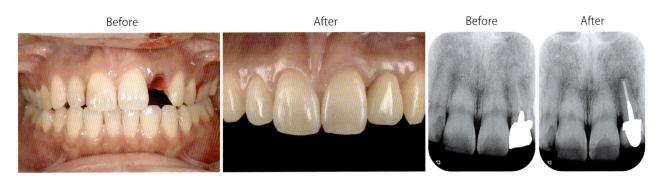

図 1-1-3　十分な量の歯質を挺出することによって，抜歯を回避し，さらに審美的な補綴物を作製することが可能となった．挺出後，すぐに装置を外してしまうと後戻りを生じる可能性が高いので，治療を急ぎ過ぎないようにする．デンタルX線写真にて挺出直後に見られる骨の透過像は術後のデンタルX線写真では骨が添加してきているのがわかる

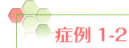

症例 1-2　フェルール確保のための挺出②　～後方に固定源となる歯が存在しない場合～

　この方法は後方に固定源が存在しないため前方に固定源を十分に確保し，極力アンカーロスを生じないように注意する必要がある（1-2-1）．

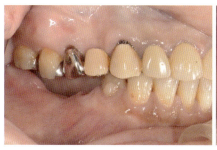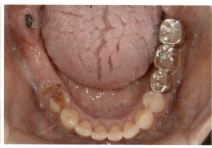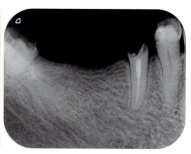

図 1-2-1　後方に固定となる歯が存在しない場合には，前方3歯ほどを固定源として挺出を行う

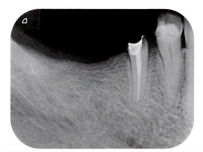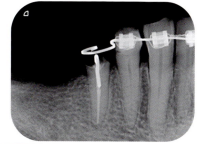

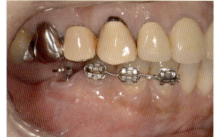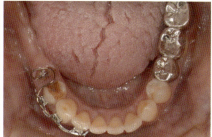

図 1-2-2　挺出にはコバルトクロムワイヤーを用いる．屈曲したコバルトクロムワイヤーを挺出させたい歯まで伸ばし，挺出する歯に装着したフックにエラスティックゴムを結び釣竿のようにして歯の挺出を行う．弾性力を発揮するコバルトクロムワイヤーとエラスティックゴムを併用することで，挺出期間は短くなり固定歯のアンカーロスのリスクを小さくしている

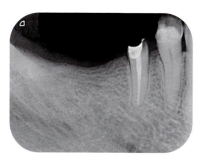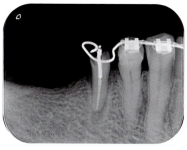

図 1-2-3　挺出前後のX線写真

第1章 部分矯正（MTM）を学ぼう

通常の挺出の治療の流れ（症例1-1，1-2）

装置の装着を行い，その後，エラスティックゴムを1～2週間おきに交換し1～2カ月ほどかけて必要な量の挺出を行う．挺出後は後戻り防止のため3カ月ほどの保定期間をとり，保定後は歯周靱帯の切断のためにフラップ手術を行う．その後，粘膜の治癒を待ってから最終補綴物を製作する．

症例 1-3　　　外傷による歯冠破折で来院

15歳男性，主訴は外傷．来院時は外傷後，1日経過していたため上顎右側中切歯は抜髄となった（1-3-1）．抜髄後の修復処置は支台築造を行い，全部被覆冠にする方法やコンポジットレジンにて欠損部分を修復する方法が考えられる

将来は全部被覆冠を経てインプラントになる可能性も考えられるが，今回，挺出後の最初の処置に全部被覆冠ではなくコンポジットレジンを選択したことで，リピーテッド・レストレーション・サイクルを急激に進めることを防ぎ，長期的な観点からも患者にもたらす恩恵は大きなものとなっているのではないだろうか（1-3-3～5）．

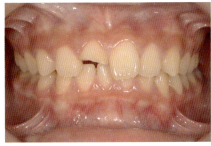
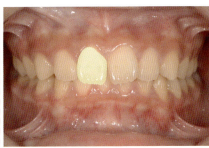
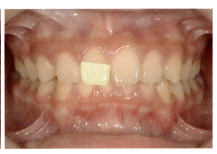

図1-3-1　全部被覆冠にする方法は歯質の削除量が多くなるため，患者の年齢を考慮すると選択しづらい

図1-3-2　コンポジットレジンによる欠損部分の修復方法は歯質の削除量は少ないが，本症例では欠損範囲が大きいため，術後にコンポジットレジンの脱離や更なる歯質の破折などを生じる可能性が十分に考えられる

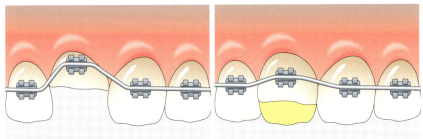

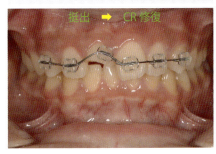
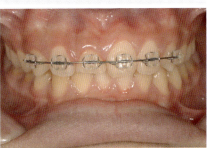
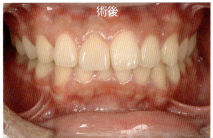

図1-3-3　本症例では，破折した中切歯を挺出後にコンポジットレジンにて修復する方法を選択した

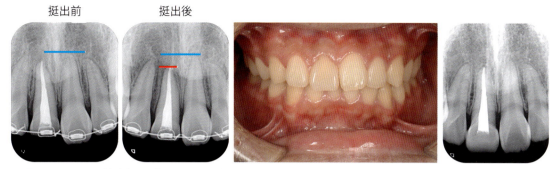

挺出前　　挺出後

図 1-3-4　上顎前歯部にブラケットを装着し，Ni-Ti ワイヤーにて挺出を行った．破折した中切歯を挺出したことにより，見かけ上，欠損部分の範囲は小さくなった．その後，欠損部分をコンポジットレジンにて修復し改善することができた．全部被覆冠による修復ではなく，本症例のように挺出することによって修復処置の治療方法の選択肢が増え，より予後の良い治療を行うことが可能となる

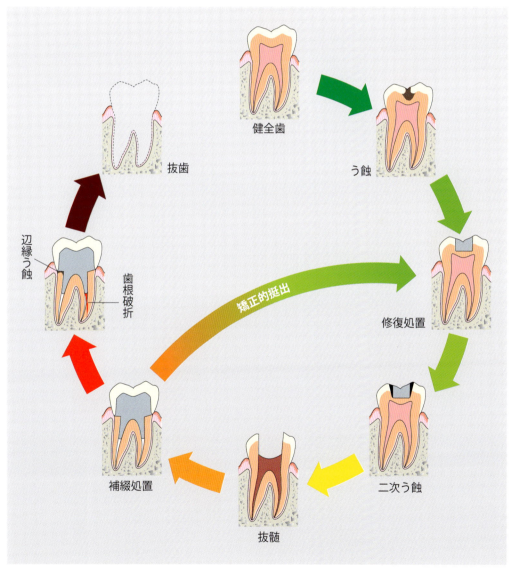

図 1-3-5　リピーテッド・レストレーション・サイクル（治療と修復のサイクル）

第1章 部分矯正（MTM）を学ぼう

症例 1-4　　歯肉レベルを改善するための挺出

患者概要：30歳，女性．主訴は「前歯の被せ物が取れた」（1-4-1）．

　歯の位置不正により歯肉レベルが不揃いで審美障害を生じている場合に，歯の挺出を行い歯肉レベルを改善することによって，より審美的な治療が可能になる．しかし，歯肉レベルが不揃いな場合では対合歯にも問題があることが多いため，そのような症例では対合歯の調整が必要なことも多い．

治療の流れ

　歯肉レベル改善のための挺出では矯正後の歯肉レベルを下げないためにも矯正後の歯周外科を行わないことが基本である．今回は上顎右側中切歯の補綴を脱離しやすくしている要因の一つであると考えられる下顎前歯の叢生を改善するために下顎の矯正も同時に行った．下顎の矯正に同意を得られない場合には対合である下顎前歯を削合する必要性を術前に説明しておく．本症例のようにすでに補綴処置がなされている歯の場合には挺出し歯肉レベルを揃えると，左右で歯冠幅径が異なることも多い．そのため術前に十分な診査・最終補綴のカウンセリングを行い患者と補綴のコンセンサスを得る必要がある．異なる左右の歯冠幅径を改善するために，本症例では上顎左側中切歯にはラミネートベニアによる修復を施している．術前に歯冠幅径の違いも改善するのかしっかりと話しをしておくこと（1-4-2）．

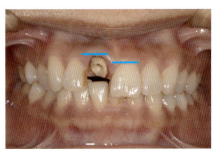
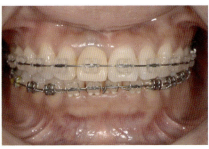

Problem list
歯頸ラインの不揃い
対合による突き上げ

ラウンドワイヤー（NiTi）	.014　.016
角ワイヤー（NiTi）	.016×.022
角ワイヤー（ステンレス）	.016×.022

図 1-4-1　歯肉レベル改善のための挺出ではマルチブラケットを装着する．ワイヤーはNi-Tiを用いて歯の挺出を行う

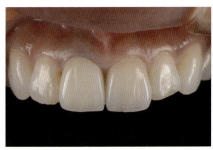
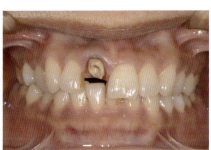
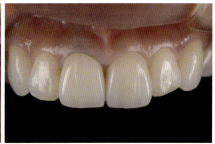

図 1-4-2　3〜4カ月を目安に歯肉レベルを改善し，保定期間は歯肉の状態をみながら3〜6カ月ほどおく．その後，最終補綴物製作に取り掛かる

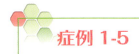
症例 1-5　　インプラント抜歯即時埋入　前準備としての挺出

患者概要：48歳，女性．主訴は「上の前歯が食事で取れた」（1-5-1）．

　抜歯即時のインプラント埋入を行う際に，抜歯後の軟組織や硬組織の変化を予測することは難しい．インプラントの抜歯即時埋入を行う前に歯を挺出することによって，インプラント埋入後の軟組織，硬組織の減少は少なくなるため審美的なインプラント補綴が容易になる．最近では挺出を行わず，抜歯をして口蓋側にインプラントを即時埋入する方法もあるが，より安心・安全に確実に審美的に仕上げるため，審美領域である前歯部において有用な方法の一つである．治療オプションの引き出しは多く持ち，症例に応じて選択するとよい．

治療の流れ（1-5-2）

　この挺出方法の注意点としては，骨の添加を促しながら挺出を行うので，生きている歯根膜が存在しない歯にこの方法を行っても十分な骨の添加は期待できないことである．

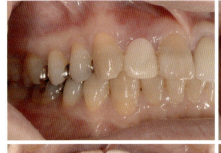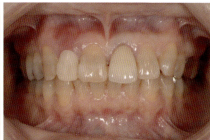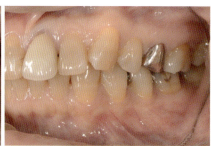
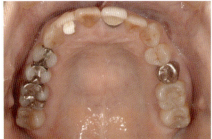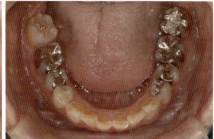

図1-5-1　通常の挺出と同様に隣在歯に主線を装着し歯の挺出を行う．この挺出の目的は軟組織の増大や骨の添加を促しながら挺出を行いたいので，通常の挺出よりもゆっくりと弱い力で3～4カ月ほど期間をかけて行う．しかし，この方法はすべての症例において利用できるわけではない

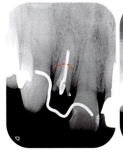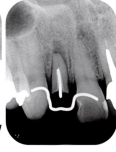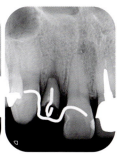

唇側歯質は骨縁下まで破折．
挺出後にインプラントを埋入

23

第1章 部分矯正（MTM）を学ぼう

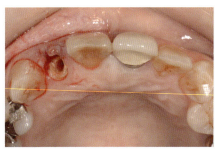
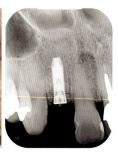
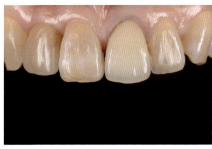
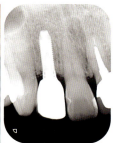

図 1-5-2　術前にレントゲンにて生きている歯根膜が存在するのかを確認することが非常に大切である．挺出後は軟組織の増大に比べ硬組織の増大（特に唇側の骨）は少ないので，薄い唇側骨は避け，インプラントの埋入は抜歯窩口蓋側に行う．挺出を伴わない抜歯即時埋入と同様に挺出を行ってもインプラントを口蓋側に埋入することにはなるが，挺出を行うことで症例の難易度は易しくなる

コラム　L‐Loop の活用

1）垂直方向への活用，挺出

　L-Loop は歯を垂直的・水平的にも移動させることができ，1本のワイヤーのみで歯を前後左右に三次元的に移動することができ，臨床応用の広い有用な方法である．筆者は .016 × .022 のワイヤーを用いている．

　頬側歯質が残存していればブラケットを装着することができるので，フックを用いた挺出ではなく L-loop を用いて歯を挺出することが可能となる．ループ間に段差をつけることによって，挺出や圧下の矯正力を掛けることができる．フックを用いた挺出であれば対合との関係で固定用ワイヤーの位置に制限があることも多いが，L-loop を用いた方法であれば特に上顎においては対合の影響を受けにくく挺出を行いやすい．

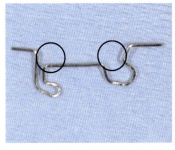
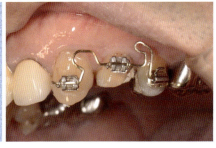

図 1-6-1　L-loop の活用

2）水平方向への活用（1-6-1）

　移動させたい方向に L-loop をベンディングすることによって矯正力が発揮される．下顎左側中切歯の垂直的な歯槽骨の吸収がみられる．

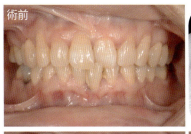
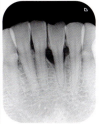
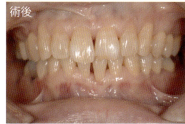
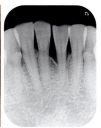
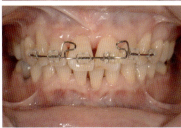
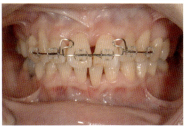

図 1-6-2　上下顎左側中切歯が反対咬合になっていることによって，下顎左側中切歯の骨吸収を増悪させている可能性が考えられる．この被蓋を改善するために L-loop を用いた

　本症例においては上顎中切歯の被蓋改善が目的である．部分矯正においては極力，固定歯のアンカーロスを起こさないことが大切であるため，固定歯として側切歯のみではアンカーロスを生じる可能性が高いのでより強固な固定を得るために犬歯までブラケットの装着範囲を拡げている．アンカーロスを起こしにくくするためにワイヤーは側切歯・犬歯のブラケットスロットに無理な力が掛からずに挿入できるようベンディングを行うことがポイントである．術後の口腔内写真からも側切歯・犬歯の位置はほぼ術前と位置に変化がなく，アンカーロスを生じていないことがわかる．

(1) L-loop ベンディング
　.016 × .022 のコバルトクロムワイヤーを用いてベンディングしていく．キムプライヤーを用いて直角に曲げ，プライヤーの四角の方を 1 個分を目安に再度直角に曲げる．次はプライヤーの丸い方を利用してループのカーブを曲げていきループができたら直角に曲げ，そこからまた直角に曲げて L-loop の完成．

(2) L-loop アクティベイト
①ステップ付与
　ナンスクロージングループプライヤーでワイヤーを把持しながら，ループを下げて，その後，ループフォーミングプライヤーにて脚を拡げ，拡げた脚を上に持ち上げ付与したいステップ量を調整する．

②水平方向の調整
　ナンスクロージングループプライヤーでループを把持し，移動したい方向へワイヤーを押し出す．ワイヤーを押し出すだけではトルクが必要以上にかかることがあるので，そのような場合は主線をしっかりと把持しながら反対方向へ回転するような力をかけてトルク量を調整する．

4. 症例を通して～アップライト～

　歯の傾斜は臨床において非常に目にすることの多い歯列不正である．この傾斜を改善することで，①歯軸の改善や②ポンティック幅の回復，③支台歯の方向を揃えることで歯髄を保護することができる（**1-7**）．

　大臼歯の近心傾斜では近心にポケットを形成しやすいので歯周病罹患のリスクが高くなるものと考えられる．さらに傾斜を改善すると歯の近心部は挺出する動きとなるので，近心部の骨は添加され，歯槽骨は平坦化し連続性が得られる．しかし，反対に歯の遠心部では歯の回転により圧下が生じ，歯周靭帯が圧迫される．その結果，長期的に見るとアップライトした歯の遠心に骨吸収が生じる可能性も考えられるので，アップライトした歯は経過を注意深く観察していく必要がある．

1）アップライトの装置

　アップライトを行う装置にはアップライトスプリングとコイルスプリングがある．傾斜が小さければシンプルなコイルスプリングで十分であるが，コイルスプリングはアンカーロスを生じやすい欠点がある．アップライトスプリングは煩雑な装置ではあるが，アンカーロスのリスクが小さいので，ぜひ身につけておきたい．

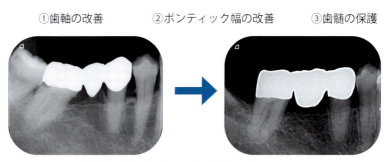

図 1-7　歯の傾斜を改善すると，患者利益につながる

2）アップライトスプリング

　アップライトスプリングは近心傾斜の症例に効果的で，アンカーロスのリスクが小さい．しかし，やや難点としては頰舌的なコントロールは難しい．アップライトスプリングのメカニクスは回転と挺出によって歯が移動する．臨床でよく目にする欠損部位に歯が傾斜しているような場合はアップライトスプリングの回転と挺出の力で歯を起こすだけである（1-8-1）．しかし，症例の下顎左側第二大臼歯のように傾斜して萌出してきた症例においては移動に注意が必要である．治療としてはまず通常どおりアップライトスプリングを装着し，傾斜している下顎左側第二大臼歯のアップライトを行う（1-8-2）．このときの歯の移動は回転と挺出によってアップライトしてくるので，第一大臼歯と第二大臼歯の歯間には空隙が生じる（1-8-3）．この空隙を閉鎖し，隣接面のコンタクトを獲得するために L-loop などに装置を交換し，エラスティックゴムにて近心に移動させることによって空隙を閉鎖することができる（1-8-4）．

3）アップライトスプリング　ベンディング

　.016×.022 のコバルトクロムワイヤーをベンディングする．キムプライヤーを用いてワイヤーを垂直方向に立ち上げ，プライヤーの丸い方を利用してワイヤーを丸めていく．そして移動歯から 2 〜 3 歯前を目安にワイヤーを立ち上げ，固定線に掛けるフックを曲げて完成である．

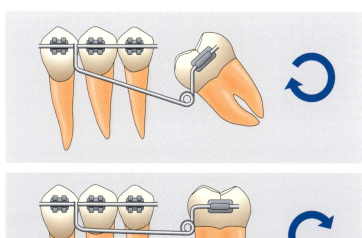
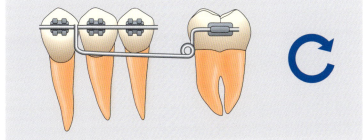

図 1-8-1　通常のアップライトスプリング

第1章 部分矯正（MTM）を学ぼう

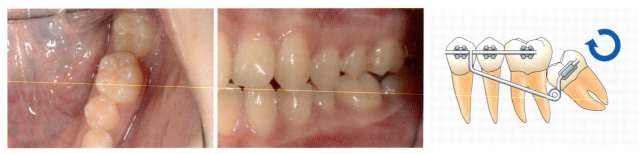

図 1-8-2　通常通りアップライトスプリングを装着し，傾斜している 7̅ のアップライトを行う

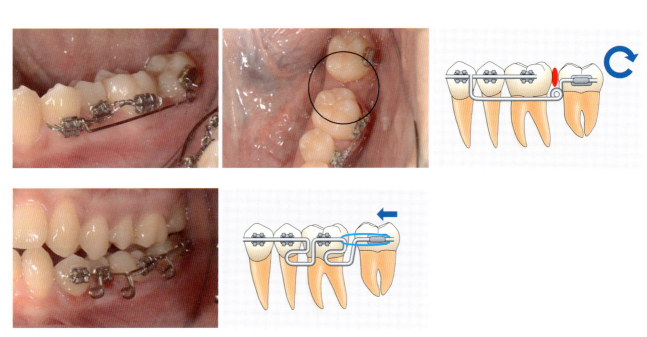

図 1-8-3　歯の移動は回転と挺出によってアップライトしてくる．傾斜を改善すると歯間に隙間が生じるので，L-loop に変更し，隙間を改善していく

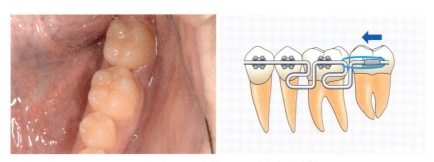

図 1-8-4　エラスティックゴムにて隣接面コンタクトは改善

第2章 成長期の矯正 〜咬合誘導に挑戦しよう！

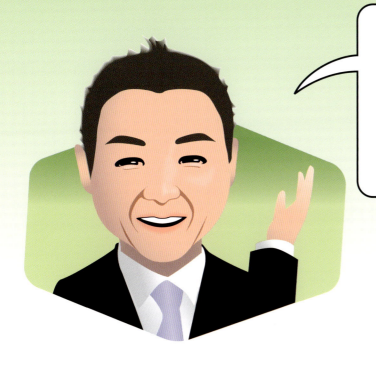

早期介入が未来を変える鍵！
最小の負担で最大の成果を！

1. はじめに

臨床現場では，成人の反対咬合や叢生，異所萌出，歯数不足など，さまざまな歯列不正を目にすることは多い．このような歯列不正は，う蝕や歯周病のリスクを上げる可能性も考えられる．また歯の萌出位置の不正のため，補綴物の製作を困難にし，治療の際には非常に苦慮し，予後も不良なことが多いのではないだろうか．これらの不正咬合は歯の交換期にさまざまな理由で適切に萌出しなかったために生じており，この時期に咬合誘導を施していればこうした不正咬合にはなっていないのではないかと考える．

それでは，「咬合誘導」とはどのような意味だろうか．

簡潔に述べれば，咬合誘導は，乳歯から永久歯への交換を円滑に行わせ健全な顎骨の発育や永久歯列咬合を獲得しやすくするための処置である．咬合誘導には，う蝕予防やう蝕処置，修復処置，外科処置，歯の移動，空隙確保・拡大，口腔習癖の改善などが含まれる．

本章においては，咬合誘導のなかでも，歯を移動する矯正治療と口腔習癖について詳述する．咬合誘導の治療対象となる幼児・学童期は，成長発育が旺盛で，顎骨の大きさがダイナミックに変化する時期である．それに伴い，上下顎の垂直的・前後的・左右的な関係に変化が生じる時期でもあるので，注意して観察し，必要があれば処置を行わなければならない．GP はかかりつけ歯科医として，予防やメンテナンスを定期的に行い管理しているため，口腔内の状況を把握しやすい．

また，小児の咬合誘導についても，不正咬合になりうる因子を早期に発見し，因子を除去することができるため，小児期から自院で矯正治療を行うメリットは大きい．かかりつけ歯科医として患者やその家族ともすでに信頼関係が構築されていることも多く，矯正治療の必要性を提案した際には，患者や家族はスムーズに矯正治療を受け入れやすい．そのため個々の患者にとって適切な時期に矯正治療を行うことができる．

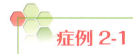

症例 2-1　　　　　　　　　　　　　　　　　　　　　　　萌出障害

　不正咬合には上顎前突，下顎前突，過蓋咬合，開咬，叢生などさまざまな病態があるが，これら不正咬合をより悪化させる不正咬合に萌出障害がある．萌出障害は処置が遅れるとより複雑な処置が必要になることが多いので，この萌出障害を早期発見・早期治療を行うことで正常な咬合発育へと導くことが咬合誘導として重要な役割である（2-1-1）．

　小児を診察する際にはう蝕の有無だけではなく顔貌や顎の発育，咬合や歯の萌出状態などを確認することが大切である．これらの項目を検診で注意深く診ることで早期に萌出障害を発見することができる．口腔内の触診も有効で，検診時に唇側歯肉を触診し後継永久歯の位置を確認する．

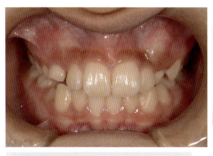
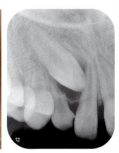
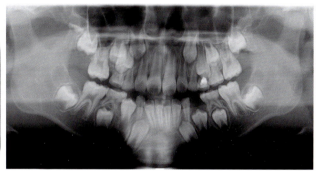

萌出障害を発見

乳歯の動揺の有無
唇側歯肉の触診

図 2-1-1　特に上顎犬歯の萌出障害は頻度が多く，乳犬歯の根尖付近に膨らみを触知しない時や側切歯の唇側に膨らみを触知する時は，犬歯の口蓋側方向への転移や側切歯方向への萌出を疑う必要がある．萌出障害が疑われる場合にはX線撮影（デンタルX線写真・パノラマX線写真・必要があればCT）を行い，診断を確定する．特にパノラマX線写真は左右の歯の発育や萌出状態を比較できるので，萌出障害を発見するのには有効である．このように触診やエックス線撮影により萌出障害を早期に発見し，早期治療へと繋げていく

コラム　萌出障害の治療の流れ

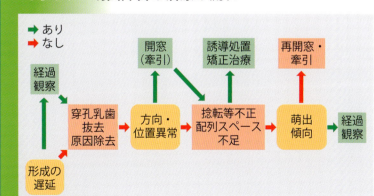

　早期であれば先行乳歯や過剰歯を抜去し，原因の除去を試みる．

　埋伏している歯の方向や位置異常がみられる場合は開窓や牽引を行う．また配列スペースが不足していることによって萌出障害が生じている際には矯正にてスペースの確保を行う．

第2章 成長期の矯正～咬合誘導に挑戦しよう！～

症例 2-2　　　　　　　　　　　　　　　上顎中切歯　唇側方向への萌出障害

患者概要：特記事項なし（2-2-1）．

　9歳5カ月の男子で，主訴は上顎前歯の「歯並びを診てほしい」というものだった．口腔内をみると，上顎左側中切歯は萌出しており，上顎右側中切歯の萌出が確認されないものの上顎右側側切歯は萌出してきている．触診を行うと，上顎右側中切歯相当部の唇側歯肉には大きな膨らみを触知した．

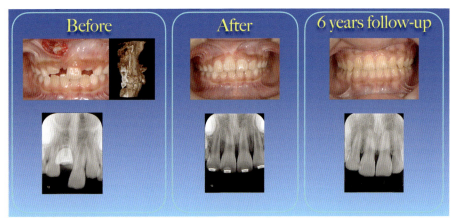

図 2-2-1　デンタルX線写真にて上顎右側中切歯は唇側方向に水平に位置していた．水平的な傾斜の程度や根の状態を確認するためにCT撮影も行った．処置は唇側歯肉を開窓し，上顎右側中切歯の舌面にボタンを装着し，下方への牽引から開始した．下方への牽引が進み，唇面が見えてきたところで唇面にブラケットを装着し，第一大臼歯までワイヤーを伸ばし牽引方向の修正，歯列の拡大を行いながら排列した．矯正後は根の湾曲もなく対称に並んでいる．検診時，治療終了約6年後，牽引した上顎右側中切歯は正常な根形成がなされている．早期に発見し対応していなければこのような正常な根形成の経過は辿っていないのではないかと考える

コラム　　上顎犬歯の萌出障害

　上顎犬歯の萌出障害は上顎中切歯に次いで頻度が多く発現する．埋伏位置は口蓋側に位置するものよりも，唇側に位置しているものが多くみられる．早期に対応をせず長期間，埋伏したままにしておくとアンキローシスを引き起こす可能性がある．生じてしまうと牽引は困難になり，理想的な歯列を構築することが難しくなる．

　犬歯の萌出障害を発見するには，①10歳前後で唇側歯肉に豊隆が認められない　②片側の犬歯は萌出してきているのに対し，対側には乳犬歯が存在し，また動揺も認められない　③12歳前後で乳犬歯が残存，または犬歯が未萌出である．

　これらの状況を異常であると知ることで，早期発見する可能性が高くなる．所見が認められる場合はパノラマX線写真やデンタルX線写真を撮影し，萌出障害の診断を確定する．診断確定後，乳犬歯の抜去や必要があれば犬歯の牽引を行う．また既に永久歯列になっている場合は早急に矯正を開始する必要がある．

コラム　上顎犬歯萌出障害の診断

　上顎犬歯の萌出障害の診断に有用な指標にセクター分類がある．セクター分類は犬歯の埋伏位置によって5つに分類されている．

　セクター1：乳犬歯間に埋伏
　セクター2：側切歯遠心半分に埋伏
　セクター3：側切歯近心半分に埋伏
　セクター4：中切歯遠心半分に埋伏
　セクター5：中切歯近心半分に埋伏

　セクター1が病態としては最も軽く，セクター5が最も重い．
　セクター1，2程度であれば，先行乳犬歯を抜去するだけで上顎犬歯の萌出障害の90%以上は改善する．セクター3，4，5になると多くの症例で開窓・牽引が必要になる．開窓・牽引が必要な際にはCT撮影にて埋伏している位置を正確に把握し，治療計画を立案する．

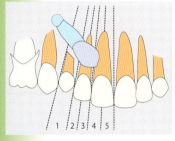 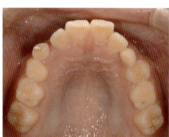

セクター分類を参考に
　セクター1，2は先行乳歯の抜歯

乳犬歯が残存
犬歯の萌出スペースが確保

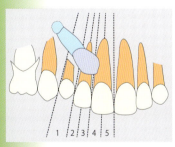 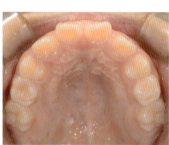

セクター分類を参考に
　セクター1，2
　乳犬歯脱落　スペース不足

歯列拡大／牽引

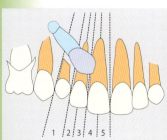 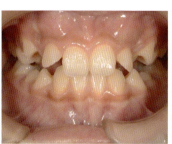

セクター分類を参考に
　セクター3，4，5

開窓・牽引・拡大

症例 2-3　　　　　　　　　　　　　　　　　　　　　　上顎犬歯萌出障害

患者概要：特記事項なし（2-3-1）．

　12歳3カ月の女子で，検診のために来院した．12歳で乳犬歯が残存しており，上顎左側側切歯遠心歯肉に豊隆が認められる．セクター分類では2程度である．本症例の処置はセクター2であったので先行乳歯である上顎左側乳犬歯の抜去のみで経過をみた．先行乳犬歯を抜去したのみで，検診時には上顎左側犬歯の萌出が確認された．セクター分類を理解していれば焦らずに経過を診ることができる．

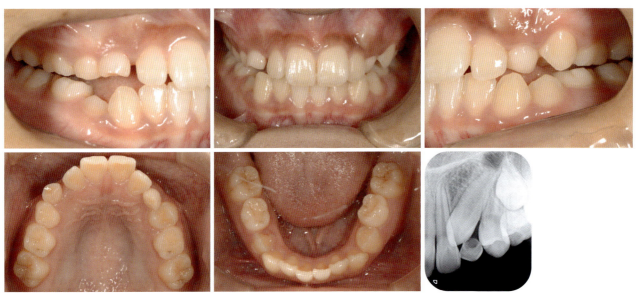

図 2-3-1　術前の口腔内写真

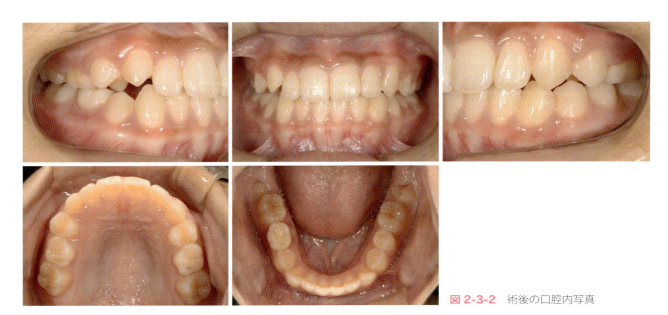

図 2-3-2　術後の口腔内写真

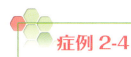

症例 2-4　　　　　　　　　　　　　　　　　　　　　上顎犬歯萌出障害

患者概要：特記事項なし（2-4-1）．

10歳4カ月の女子で，主訴は「歯並びを診てほしい」というものだった．他院にて上の前歯を抜歯しなければならないと診断された．

治療経過については 2-4-2 以下に示す．

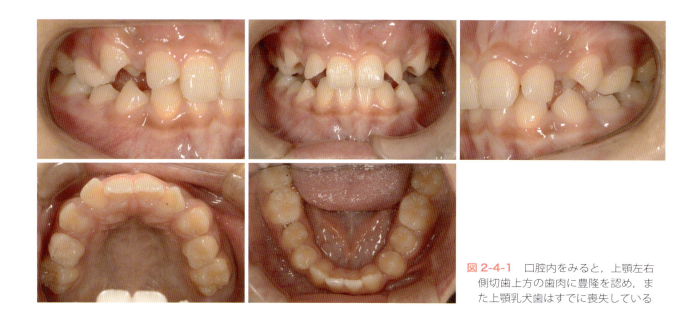

図 2-4-1　口腔内をみると，上顎左右側切歯上方の歯肉に豊隆を認め，また上顎乳犬歯はすでに喪失している

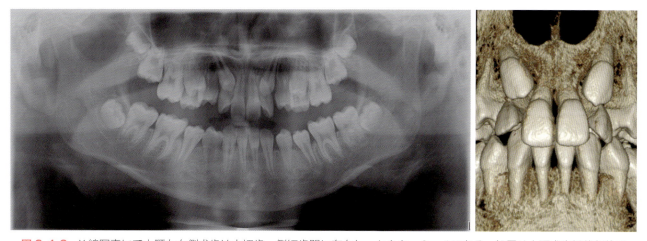

図 2-4-2　X線写真にて上顎左右側犬歯は中切歯・側切歯間に存在し，セクター3〜4である．処置は上顎犬歯埋伏部位の開窓をし，犬歯にキャプリンフックを装着し犬歯を遠心方向へ牽引を行った．犬歯の排列スペースは不足していたため，牽引とあわせて歯列の拡大を行い，犬歯の排列を行った

第 2 章 成長期の矯正～咬合誘導に挑戦しよう！～

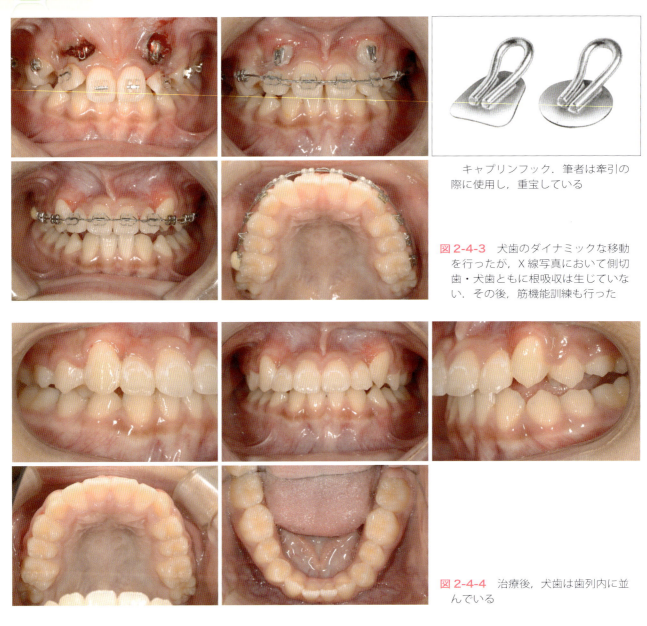

キャプリンフック．筆者は牽引の際に使用し，重宝している

図 2-4-3 犬歯のダイナミックな移動を行ったが，X線写真において側切歯・犬歯ともに根吸収は生じていない．その後，筋機能訓練も行った

図 2-4-4 治療後，犬歯は歯列内に並んでいる

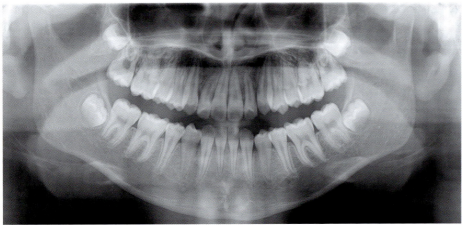

図 2-4-5 治療後のパノラマX線写真

36

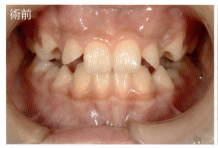 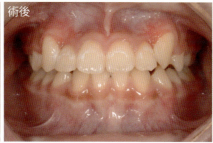 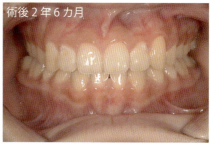

図2-4-6　左から術前，術後，術後2年6カ月の口腔内写真

症例2-5　　　　　　　　　　　　　　　　　　　　　上顎犬歯萌出障害　併発症

　13歳，男性．主訴は「歯並びを診てほしい．セカンドオピニオンをお願いしたい」とのことで来院された．これまで通院していた前医に歯並びを相談したところ，上顎側切歯の抜歯が必要と診断されたため，患者の保護者の知人の紹介で当医院に来院された．

　抜歯をしなければならないと診断された上顎側切歯の状況を確認するためにパノラマX線写真を撮影したところ，上顎左右側切歯の歯根遠心部に歯根吸収を認めた．

- **CT所見（2-5-2）**：CTの3Dボリュームレンダリング像で観察すると，パノラマX線写真で確認されたように上顎左右側切歯には歯根吸収を認めた
- **機能的所見（2-5-3）**：低位舌，口呼吸，口唇閉鎖時にオトガイ部の緊張
- セファロ分析：FMA；26.1　APDI；94.6　SNA；75.8　SNB；76.3　ANB；－1.8
- **診断名**：右側アングルⅠ級，左側アングルⅡ級の上顎叢生，骨格性Ⅲ級，左右側切歯部の反対咬合，上顎左右側犬歯萌出障害からの異所萌出による上顎左右側切歯の歯根吸収

　上顎犬歯の萌出障害の頻度は高く，併発症として側切歯や中切歯の歯根を吸収することがあり，本症例でも側切歯に歯根の吸収を認める（2-5-4）．

　歯根の吸収が表面だけであれば，犬歯を動かして位置を改善すれば，歯根の吸収部は自然修復が期待できる．吸収が象牙質にまで及ぶと側切歯の歯内療法を行って，外部吸収の進行を抑える必要がある．歯根の吸収が歯髄まで達すると側切歯を抜去しなければならない場合もある．本症例では左右側切歯ともに歯髄に達する歯根の吸収を生じている．

第2章 成長期の矯正～咬合誘導に挑戦しよう！～

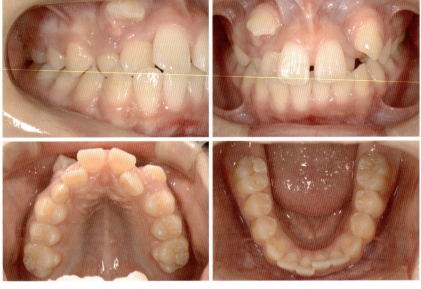

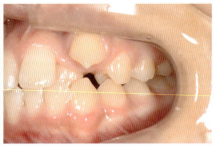

図 2-5-1　上顎左右側犬歯は低位唇側転位，上顎左右側側切歯は口蓋側転位が認められる．上顎左右側側切歯には反対咬合，上顎中切歯には正中離開がみられる．上顎右側乳犬歯は残存していた．咬合関係は左側アングルⅡ級，右側アングルⅠ級関係である．オーバージェットは1mm，オーバーバイトは3mm，骨格的には上顎骨に劣成長があり，犬歯の萌出スペースは不足している

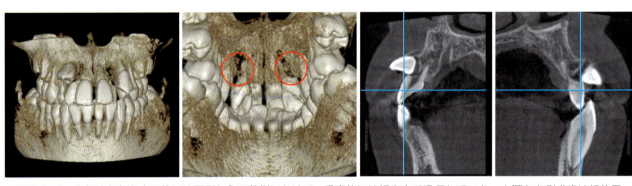

図 2-5-2　歯根遠心部を水平的には唇側から口蓋側にかけて，垂直的には根尖まで吸収していた．上顎左右側犬歯は低位唇側転位で歯軸は頬舌的に水平方向を向いており，特に上顎右側犬歯はその傾向が顕著であった．歯根は吸収はなく，歯根はほぼ完成しており，矯正力をかけることには問題はないと思われる

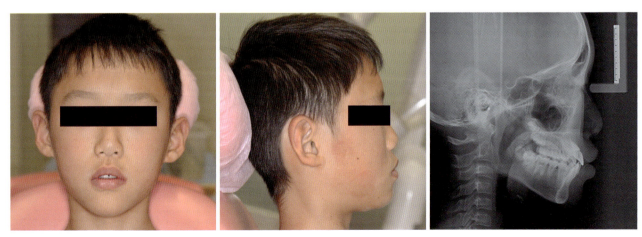

図 2-5-3　術前の顔貌とX線写真

治療計画：上顎左右側切歯はともに歯髄に達する歯根の吸収を生じており，通常であれば抜歯の選択も考慮しなければならない．上顎犬歯の位置が原因で上顎側切歯の歯根が影響を受けて歯根の吸収を生じていることから，上顎犬歯を本来の萌出するべきであった位置に矯正治療によって移動させた場合，矯正中の干渉によるダメージにより，上顎側切歯を長期的に保存できるかどうかは不確実である．しかし，患者の年齢はまだ13歳と若く，上顎側切歯・上顎犬歯すべてを保存することが重要だと判断した．また，当該歯は自発痛や打診痛などの症状はなく，歯髄電気診では反応を認め，矯正治療によって上顎側切歯を排列することは可能と判断したため，上顎側切歯を保存し，矯正治療を行うこととした．

　上顎骨はやや劣成長であったが，患者の年齢的には矯正治療でアプローチすることによって，上顎骨の発育・成長を促す可能性があると考え，非抜歯矯正を第一選択とした．また下顎に関しては骨格的にⅢ級傾向があるので，歯列弓・下顎骨が過剰に大きくならないように矯正力をかけ，さらに咬合高径を挙上することによって，下顎骨を時計回りに回転し，成長方向を変えてⅢ級傾向を軽減し，悪化の抑制を考慮した．非抜歯矯正で歯列を拡大すると咬合が挙上することによって，前歯部の被蓋が浅くなるが，本症例では前歯部の被蓋は深いため，適切なオーバーバイトを付与することは容易であると判断した．また機能的所見として，低位舌・口呼吸・口唇閉鎖時のオトガイ部の緊張が認められるため，これらの機能を改善する目的で，矯正治療と併せて筋機能訓練（MFT）を行うこととした．

　術前に保護者と患者には，矯正治療中や治療終了後あまり期間が経たないうちに上顎側切歯は抜歯になる可能性も考えられることを説明し，同意を得て治療を開始した．また術前に上顎側切歯の抜歯を選択しなかった他の理由としては，将来，側切歯部にインプラント治療や接着性ブリッジの治療が必要になると，その際に側切歯を含めたすべての歯の位置が適切でなければ，形態的・機能的に補綴することが困難になることが挙げられる．適切な側切歯の位置を確保するためにも，矯正治療中に上顎側切歯が存在しているほうが，スペース確保と位置確認を確実に行える．目指す治療ゴールとしては，歯根の吸収がある上顎側切歯を長期的に安定させるため，咬合は1歯対2歯のアングルⅠ級咬合とし，機能的な顎運動を獲得することとした．

治療経過：通常，全顎矯正は第二大臼歯の萌出が完了してから治療を開始するが，上顎側切歯の歯根の吸収の原因である上顎犬歯の低位唇側転位を第二大臼歯萌出まで待った場合，側切歯の状況が悪化することはあっても，改善することはない．そのため，残存していた上顎右側乳犬歯の抜歯を行った後，上顎犬歯の位置改善のため矯正治療を開始した．

　治療経過は **2-5-5** 以下に示す．

第2章 成長期の矯正〜咬合誘導に挑戦しよう！〜

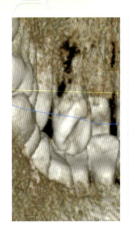

歯根の吸収

- 根表面のみの吸収
  ➡ 埋伏歯の移動で自然修復
- 象牙質におよび吸収
  ➡ 歯内治療
- 歯髄におよぶ吸収
  ➡ 抜歯

図 2-5-4　各段階における歯根吸収への対応

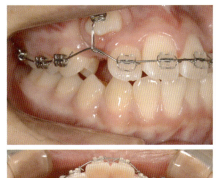
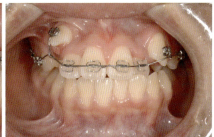
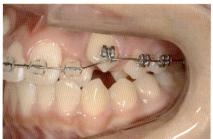
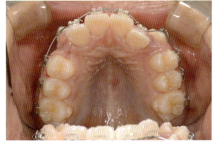

図 2-5-5　治療開始時

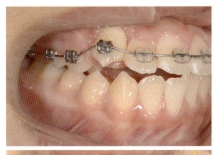
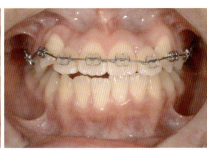
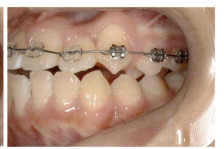
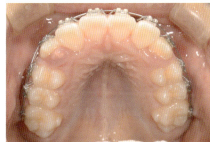
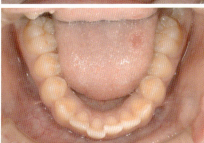

図 2-5-6　治療経過

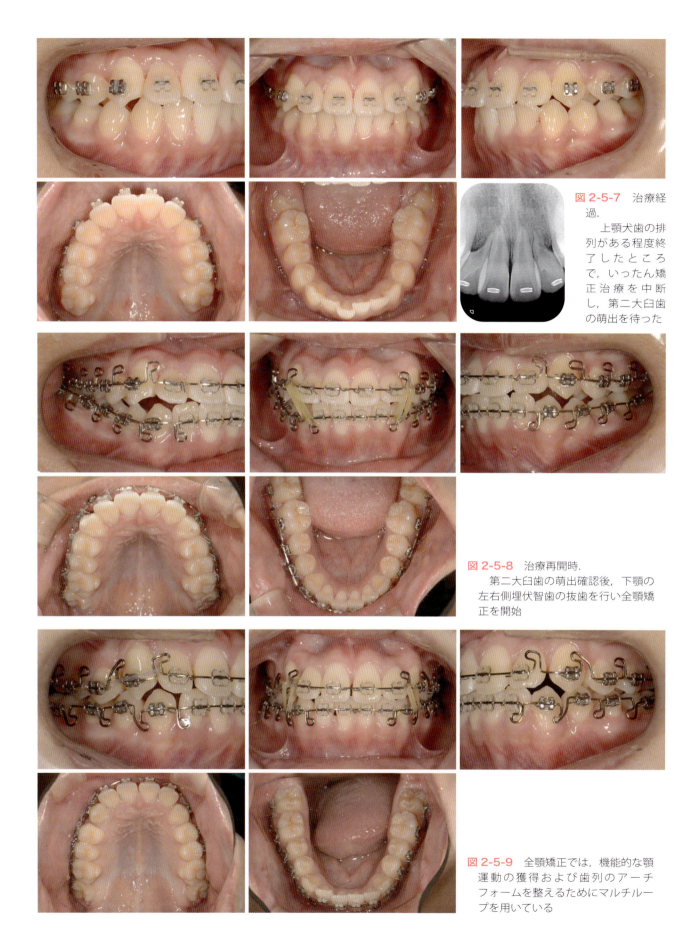

図 2-5-7 治療経過.
上顎犬歯の排列がある程度終了したところで,いったん矯正治療を中断し,第二大臼歯の萌出を待った

図 2-5-8 治療再開時.
第二大臼歯の萌出確認後,下顎の左右側埋伏智歯の抜歯を行い全顎矯正を開始

図 2-5-9 全顎矯正では,機能的な顎運動の獲得および歯列のアーチフォームを整えるためにマルチループを用いている

第2章 成長期の矯正〜咬合誘導に挑戦しよう！〜

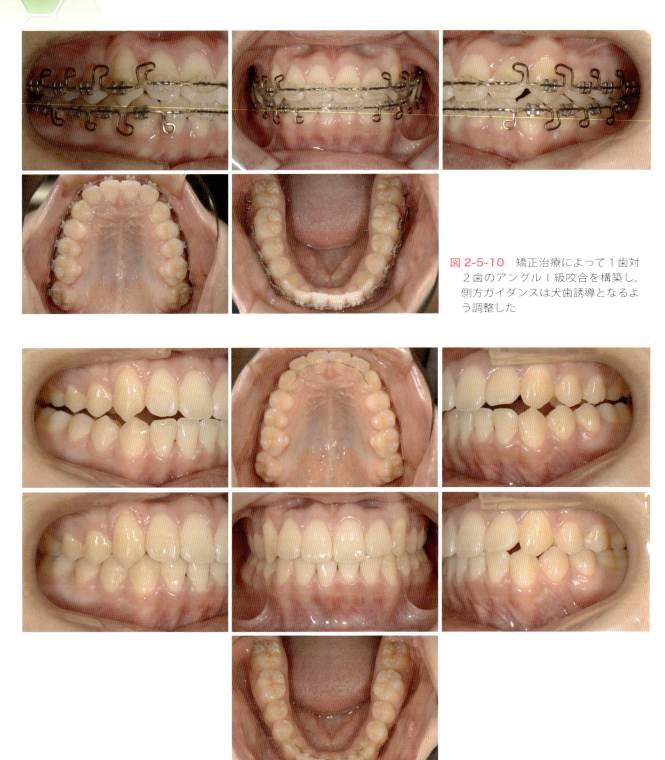

図 2-5-10　矯正治療によって1歯対2歯のアングルI級咬合を構築し，側方ガイダンスは犬歯誘導となるよう調整した

図 2-5-11　術後

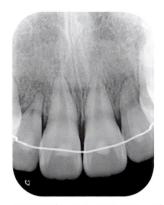

図 2-5-12　治療後デンタルX線所見．矯正治療後の上顎側切歯デンタルX線写真では，歯根は正常な形態ではないが，術中写真と比較して不完全ながらも歯根の形成が確認され，歯髄腔および歯根膜腔も確認できた．また術後の歯髄電気診においても反応を認めた

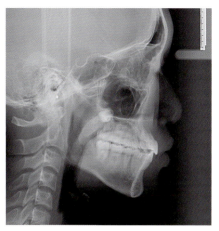

図 2-5-13　術後側方セファロ分析．
FMA：28.0
APDI：82.7
SNA：80.3
SNB：78.9
ANB：0.9

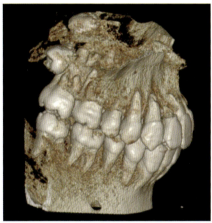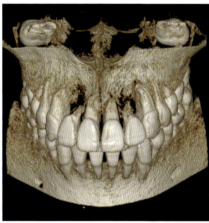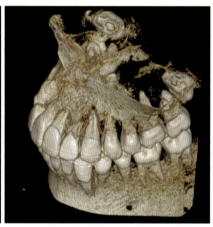

図 2-5-14　術後CT所見．CTの3Dボリュームレンダリング像で観察すると，術前に認められていた上顎左右側切歯の歯根の吸収は，術後は歯根の吸収程度は減少し，不完全ながらも歯根の形成がなされている．また移動量が多かった上顎左右側犬歯の歯根は動的治療による歯根吸収は生じていない．やや劣成長であった上顎骨は，動的治療後は大きく成長しているが，下顎骨の成長は術前と比較して大きな変化は認められない

治療の評価：患者の主訴であった歯列不正の問題は，矯正治療によって改善された．また歯根の吸収を認めていた上顎側切歯は抜歯とならず保存することができた．歯列のアーチフォームは整い，歯列弓形態はV字型からU字型へと改善し，下顎運動に影響を与える上下顎臼歯部の舌側傾斜も解消された．

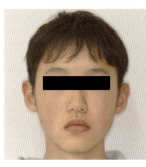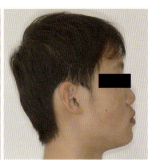

図 2-5-15 矯正治療によって，1歯対2歯のアングルⅠ級咬合を構築し咬合が安定したため，開閉口運動路は，術前には開口時に下顎は左側への偏位が認められたが，術後は直線的になり，円滑な下顎運動が行えるようになった．矯正治療と並行して筋機能訓練（MFT）を行ったことにより，術前と比較して術後の口唇は適度な緊張が見られ，鼻下部には適度な豊隆が得られた

治療結果の考察：術前にあった上顎側切歯の歯根の吸収は，矯正治療によって歯根吸収の程度が術後は明らかに改善し，上顎側切歯の歯根形成を確認できた．また上顎側切歯の歯根長は正常な歯根長に比べると短いが，矯正治療後の動揺は他の歯と同程度で問題はなかった．

　このような良好な結果が得られたのは，低位唇側転位で歯軸が頰舌的に水平方向を呈していた上顎左右側犬歯の圧迫により，上顎側切歯の歯根の形成が阻害されていたが，矯正治療によって上顎犬歯による圧迫がなくなり，歯根が形成できる環境となったのではないかと推測している．Falahatf らによると，上顎犬歯の異所萌出によって歯根が吸収された上顎中切歯の矯正治療後の経過を10年間追跡したところ，13歯で歯根の修復が認められ，12歯で変化がなく，7歯で歯根の吸収が進行したと報告している．またBjerklin らは，上顎犬歯の異所萌出による上顎切歯の歯根の吸収が認められた歯に対して，13〜28年にわたり追跡した結果，4歯が失われ，26歯で歯根の吸収に変化がなく，3歯には歯根の修復が認められ，7歯では歯根の吸収程度は悪化したと報告している．Falahat ら，Bjerklin らはともに，歯根が吸収した場合でも切歯の歯根は長期的に良好な経過を示すと結論している．

　これらの報告から，歯根の吸収を生じていても多くの歯は長期的に残存する可能性は高い．そのため，歯根の吸収があるからといって安易に抜歯を行わず，本症例のように歯根の吸収を生じている歯を矯正治療によって処置することにより，吸収が認められた歯でも歯根の形成が生じ保存することが可能となる．

　しかし，本症例のような歯根の著しい吸収が認められる歯で歯根の形成が生じたのは，10代の若年者であったことが最も大きな要因だと思われる．成人で行った場合では今回と同様な結果は得られないであろう．われわれGPが萌出障害などの異常を早期に発見し，適正に対処することによって，歯を保存することができる可能性が高くなる．そのため，日々の診療で歯列不正を察知し，早期に異常を発見することを心がけることが重要であり，萌出障害を早期に発見し，適切に対処することができれば，患者が得られる恩恵は多大なものであろう．

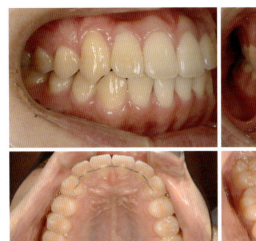
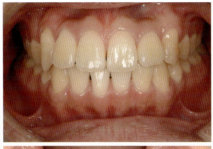
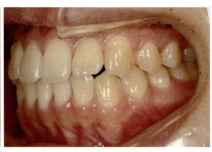
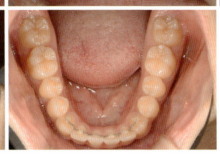

図 2-5-15　治療終了後，約 2 年半後の検診時にも動的治療後の後戻りもなく，上顎側切歯の状態を含め経過は良好であった

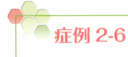

症例 2-6　　　　　　　　　　　　　　　　　　　　　　　第一大臼歯の異所萌出

　第一大臼歯の萌出は乳歯列と混在しており，また第一大臼歯は乳歯と生え変わるのではないため，前歯・小臼歯と比較して特殊な環境といえる．第一大臼歯の異所萌出や近心移動は，乳歯のう蝕や乳歯の早期喪失のよって生じることが多い．第一大臼歯の異所萌出や近心移動を予防するためには，乳歯の適切な修復や安易に乳歯を早期に抜歯しないことなどに留意することも大切である．

　また第一大臼歯の異所萌出は小臼歯の萌出スペースを縮小するだけでなく，頰舌的に移動した場合は鋏状咬合の原因にもなってしまう．第一大臼歯はアングルの分類において咬合の基準となる歯であり，まずは第一大臼歯を正常に咬合させることが非常に重要であるため，第一大臼歯の異所萌出に対しては早期の対応が重要だと考える．第一大臼歯の近心傾斜が軽度であれば歯間にモジュールを挿入するだけでも改善する可能性もある．

　2-6-1 に示すのは，10 歳 2 カ月の女児の症例である．検診のために来院された．

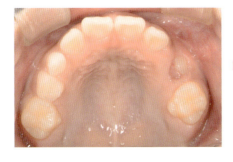

図 2-6-1　口腔内所見．う蝕は認められないが，上顎右側第二乳臼歯，上顎左側乳犬歯，上顎左側第一，第二乳臼歯はすでに脱落している．これら乳歯の早期喪失により上顎左右側第一大臼歯は近心に萌出しており，左右側とも第二小臼歯の萌出スペースは完全に消失している

45

第2章 成長期の矯正〜咬合誘導に挑戦しよう！〜

治療計画：本症例では第一大臼歯が著しく近心に萌出し，第二乳臼歯を早期に喪失したことによって第二小臼歯の萌出スペースを消失してしまっている．このままでは第二小臼歯は萌出できなかったり，萌出してきたとしても歯列とは大きくずれた位置に萌出したりてくる可能性が高い．そのため早期の介入が必要と判断し，治療としてはユーティリティアーチにて左右側第一大臼歯を後方へ移動し，第二小臼歯の萌出スペースを確保することを目標にする．

治療経過（2-6-2）：上顎にユーティリティアーチを装着し，上顎左右中切歯・側切歯を固定源として第一大臼歯の遠心移動を試みた．

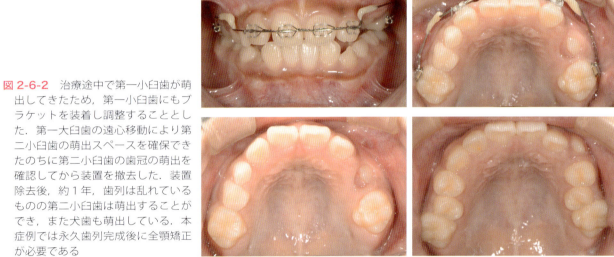

図 2-6-2 治療途中で第一小臼歯が萌出してきたため，第一小臼歯にもブラケットを装着し調整することとした．第一大臼歯の遠心移動により第二小臼歯の萌出スペースを確保できたのちに第二小臼歯の歯冠の萌出を確認してから装置を撤去した．装置除去後，約1年，歯列は乱れているものの第二小臼歯は萌出することができ，また犬歯も萌出している．本症例では永久歯列完成後に全顎矯正が必要である

治療の評価：本症例では第二小臼歯の萌出スペースが完全に消失していたため，スペースの確保に第一大臼歯を小臼歯1歯分も遠心移動をしなければならなかった．そのためスペース確保には約10カ月もの長い治療期間を要し，10歳の患者には辛い期間であったと推測する．またこれだけの移動は経験の浅い術者には難易度が高い．本症例のように1歯分のスペースが消失する前に早期に対応していれば，術者・患者ともにもっと容易に治療を終えることができる．早期の対応には第一大臼歯の近心移動の改善だけでなく，安易な第二乳臼歯の抜歯を避けることも含まれる．

2. 反対咬合

　乳歯列期・混合歯列期の小児期において，反対咬合は保護者が気づきやすく，歯並びについての相談で来院されることの多い不正咬合である．反対咬合の相談をされた時に歯科医は対応がわからずにただ「様子をみましょう」と言うのは，状態をより悪化させてしまったり，また保護者への説明不足により信頼を得られなくなったりしてしまう可能性がある．この項では小児期の反対咬合について解説したい．

　なぜ反対咬合に対して早期に治療介入するのかといえば，スキャモンの発育曲線で知られているように，上顎骨は神経系で脳や頭蓋骨と同じ発育曲線を示すが，下顎骨は一般型であるため身長の増加と同じ発育曲線を示す．神経系である上顎骨の成長のピークは8〜10歳と下顎骨の成長よりも早い．反対咬合に対して早期に治療介入を行わなければ，上顎骨の成長は下顎に阻害され，さらに下顎骨は成長を促進してしまう可能性が高い．また最初は機能性の反対咬合だったものも下顎骨の成長促進により骨格性反対咬合へと移行し，より状態を悪化してしまう．そのため成長のピークの早い上顎骨に対して早期に対応するのは上顎骨の前方成長促進と下顎骨の成長抑制が期待できる．早期の上顎骨に対するアプローチは上顎骨を拡大させる絶好のチャンス，タイミングなのである．

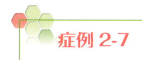

症例 2-7　　　　　　　　　　　　　　　　　　　　　　　　　　　　　ムーシールド　乳歯列

患者概要：3歳11カ月，女性．主訴：歯並びの相談．
口腔内所見：乳中切歯・側切歯に反対咬合を認める．
治療計画：早期の反対咬合の治療においてファーストチョイスとしては安価で使用が簡単なムーシールドが効果的である．ムーシールドは就寝時に装着し，反対咬合の治療に用いる．ムーシールドを装着することにより，舌は上方に持ち上がり，さらに唾液の嚥下によってより舌は上方に持ち上がるようになっており，装着により舌の正しい位置を獲得することができる．またムーシールドの装着により口呼吸がしにくくなり，鼻呼吸をせざるを得なくなる．またムーシールド装着時には極力，口唇を閉じるように指示するが，装着した状態で口唇を閉じるにはかなりの筋力が必要になる．このようにムーシールドを装着することによって，舌や口腔周囲筋の正常な機能を獲得し，鼻呼吸の習慣を身につけることにより反対咬合を改善し，健全な成長を促す効果が期待できる．

　本症例においては，保護者と面接した中で患者は協力的であるということだったので，ムーシールドによる治療を選択した（2-7-1）．

第2章 成長期の矯正〜咬合誘導に挑戦しよう！〜

治療経過：2-7-1 に示す．

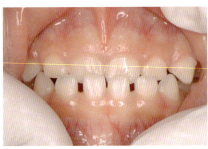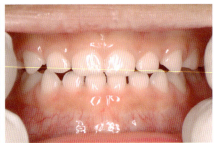

図 2-7-1　ムーシールドによる治療を行ったところ，装置使用開始，半年後には被蓋は改善した．ムーシールドを幼児期にしっかりと使用できる患者であれば効果は絶大である．しかし，実際に幼児期にしっかりとムーシールドを使用できる患者は少なく，保護者との術前の面接が非常に大切である．ムーシールドの使用が困難であると思われる患者には無理に使用を勧める必要はない．治療が困難である場合は将来の治療オプションを説明し，保護者を安心させることも大切なことである

症例 2-8　　　　　　　　　　　ユーティリティアーチ　混合歯列

患者概要：7歳6カ月　男性　主訴：受け口になっている（2-8-1）．

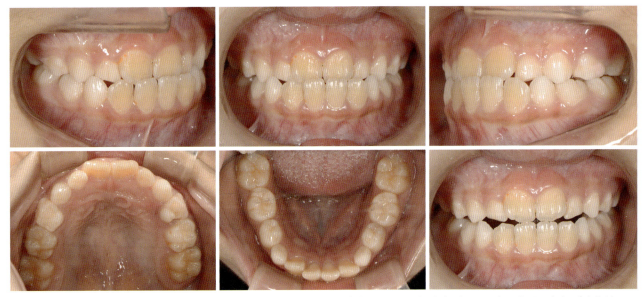

図 2-8-1　口腔内所見．第一大臼歯，上下顎中切歯，下顎側切歯が萌出している混合歯列で，7歳6カ月であれば交換は正常に進んでいる．前歯部の被蓋は反対咬合であった

▶MOVIE 06

治療計画：早期の反対咬合であればムーシールドがファーストチョイスであると前述したが，本症例においてもムーシールドを選択するのも良いと思う．本症例の反対咬合は被蓋が浅いため一見すると治療は容易なように感じる．もちろん，ムーシールドを使用することで本症例のような場合でも反対咬合は改善する．しかし，ここで注意しなければならないのは被蓋の浅い反対咬合の場合は，反対咬合改善後の被蓋も浅くなりやすく，そのため治療後の後戻りを生じやすい．そのため本症例においてはユーティリティアーチを用いて反対咬合の改善および術後の後戻りを防ぐため適切なオーバーバイトを付与

することとした．また顎骨および筋の正常な発育を促す目的で筋機能訓練も同時に行っていく．

治療経過：上顎第一大臼歯をアンカーとし，上顎中切歯を唇側へ移動するために.016×.022のコバルトクロムワイヤーを屈曲し，ユーティリティワイヤーを装着（2-8-2）．上顎中切歯の被蓋改善後，萌出してきた上顎側切歯にもブラケットを装着し，上顎中切歯・側切歯の排列を調整した．ユーティリティアーチを用いることによって，反対咬合は改善し，適切なオーバーバイトを付与することができた．治療終了約4年後，後戻りもなく永久歯の萌出および顎骨は正常な発育をたどっており経過は良好である（2-8-3〜4）．

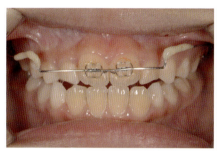
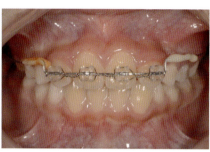

図 2-8-2　治療経過．ユーティリティーワイヤー装着

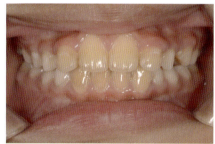
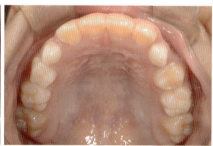
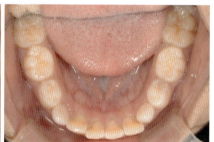

図 2-8-3　術直後

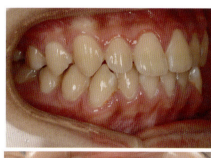
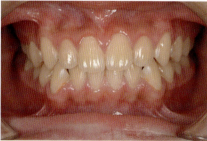
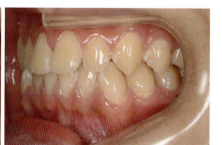
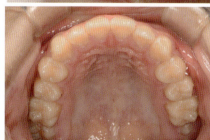
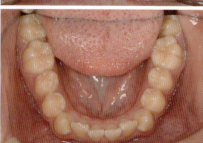

図 2-8-4　術後4年

口腔機能発達不全を伴う歯列不正への対応
生物学的アプローチ

　小児における口腔機能発達不全とは，先天性の疾患のない小児において「食べる機能」・「話す機能」・「呼吸の機能」が十分に発達していない，もしくは正常な機能獲得ができていない状態を指す．そのため口呼吸が多くなり，鼻詰まりやアレルギー性鼻炎を引き起こしやすく，また正常な口腔機能が獲得できていないことで歯並びや顎骨の形成異常，舌の位置異常，顎関節症，口臭などの問題を生じることがある．小児の歯列不正においては口呼吸などの口腔機能発達不全は多くみられるが，この習癖へアプローチすることによって歯列不正が改善し，安定した歯列・咬合を獲得することへと繋がる．

1） マウスピース（マイオブレース）と筋機能訓練（MFT）

　小児において，口呼吸を伴う歯列不正に対しては舌・呼吸・嚥下・口唇に対する筋機能訓練（MFT）を必ず行う．筋機能訓練の補助および歯列の整列の目的でマイオブレースを使用する．筋機能訓練による生物学的なアプローチの治療ゴールは，①鼻呼吸の獲得　②安静時口唇閉鎖　③舌は口蓋に位置（スポット）　④嚥下時には口唇に動きがない　⑤歯列の整列　⑥保定が不要，である．

2） トレーニング（アクティビティ）項目

- 呼吸：正しい呼吸方法——ペース——鼻詰まり解消法
- 舌　：舌の正しい位置——舌を鳴らす——舌を吸って伸ばす——舌の上下運動
- 嚥下：マイオブレースを着けて飲む——口を引っ張って飲む——正しい飲み込み方——水の飲み込み方——舌で水をためる
- 唇と頬：リップ・トレーナー——唇を鳴らす——口を膨らます

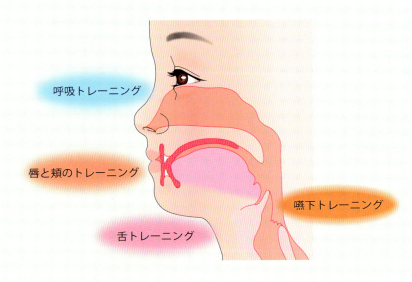

これらのトレーニングを確実に行っていくことで，正常な口腔機能を獲得することに繋がり，その結果，歯列は舌圧（舌の筋肉）・頬圧（頬の筋肉）・唇圧（唇の筋肉）の均等のとれた位置に自然に整列していくこととなる．

3）マイオブレースにおける治療のポイント

マイオブレースと筋機能訓練による治療で最も重要なことは正常な口腔機能を獲得するためのトレーニングである．この治療においては歯科医師だけではなく，トレーニングを指導するエデュケーター（歯科衛生士・助手），患者（子供），保護者が関わる必要がある．

この治療の主役はエデュケーター・患者・保護者であり，この三者の良好な関係が治療の成否に大きく関与する．歯科医師主体のワイヤー矯正であれば，否が応でも歯は動いていくが，この治療はワイヤーに頼るのではなくトレーニングにより改善していくので，三者でどのようにしてトレーニングをこなしていくかを考える必要がある．

保護者は治療に対して協力的であるが，患者（子供）は全くやる気がない場合には治療は上手くいかないばかりか，保護者・患者ともに同じ方向性を向いていないためお互いにとって多大なストレスを抱えることにもなる．また保護者・患者の治療の協力程度は逆も然りである．このような状況に陥らないためにも，術前に保護者だけではなく患者（子供）両者に充分にコンサルテーションを行い，意思確認をした上で治療へと取り掛かる必要がある．

4）来院毎チェックポイント

・歯列，筋機能の確認と評価
・マイオブレースの装着状況，アクティビティ実施状況の確認
・アクティビティの指導
・患者，保護者のモチベーション，コンプライアンスの維持

第2章 成長期の矯正〜咬合誘導に挑戦しよう！〜

症例 2-9

マイオブレース症例　過蓋咬合

患者概要：10歳8カ月，女性．主訴：前歯が出ている．

口腔内所見・顔貌所見（2-9-1）：オーバーバイトが深く，過蓋咬合であり上顎前歯部は唇側にフレアー・捻転・空隙が認められる．歯列の前後的なスピーカーブは強くⅡ級傾向であった．

筋機能の評価：

- 水の嚥下時に口輪筋，オトガイ筋，頬筋が収縮する異常嚥下が認められる．
- サ行の発音が難しく，息が漏れている

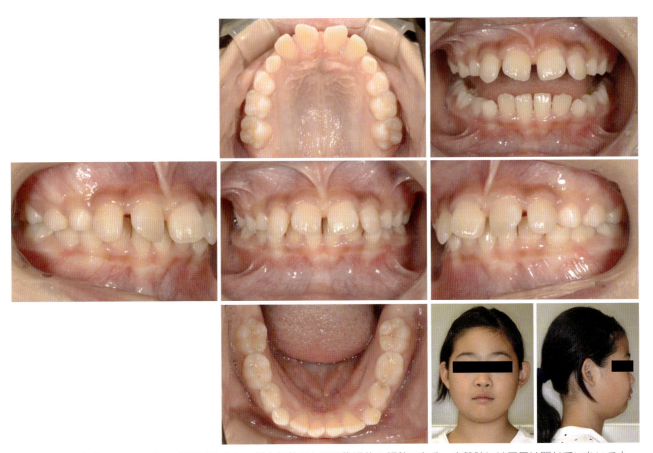

図 2-9-1　顔貌ではオトガイに緊張がみられ，側方顔貌でも下顎後退位の顔貌である．安静時には口唇は閉じていないことが多く，適切なリップサポートが欠如している状態

治療経過：Kシリーズと併せて筋機能訓練を行った．治療経過は **2-9-2** 以降に示す．

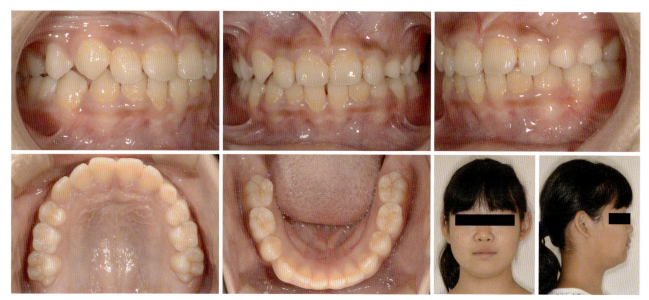

図 2-9-2 治療開始から7カ月ほどで咬合の挙上傾向がみられ上顎前歯のフレアーも改善してきている．治療開始から約1年でトレーニングは終了．咬合は挙上し，上顎前歯フレアーも改善．術前の異常嚥下はほぼ消失し，発音も明瞭になった．安静時にも口唇は閉鎖するようになった．顔貌においては下顎後退位のⅡ級顔貌だったが，咬合が挙上したことで審美的なⅠ級顔貌へと変化している

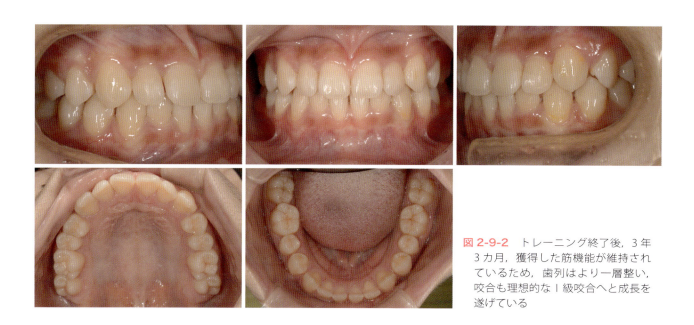

図 2-9-2 トレーニング終了後，3年3カ月，獲得した筋機能が維持されているため，歯列はより一層整い，咬合も理想的なⅠ級咬合へと成長を遂げている

3. 小児不正咬合　症例別　治療方法まとめ

上顎前突／叢生／過蓋咬合	マイオブレースやプレオルソ．口呼吸や低位舌などの口腔機能発達不全のみられる場合は筋機能訓練は必須 補助的装置としてBWSやマルチブラケット
反対咬合	第一選択はムーシールド（3歳から適応可能）で，ユーティリティアーチ（2×4）による歯列の改善や，マイオブレースと筋機能訓練
萌出障害	マルチブラケットによるワイヤー矯正，Ni-Tiワイヤー・コバルトクロムワイヤー・ステンレスワイヤーによって処置する．萌出障害改善後，マイオブレースや筋機能訓練を行う

1）小児期の矯正　総括

・小児期の矯正は早期発見・早期治療が重要ではあるが，すべての歯列不正において必須ではなく早期治療が必要となる症例の見極めが重要．
・身体的な変化の大きい小児期のみでの治療において理想的な歯列へ誘導し，審美的・機能的な咬合を獲得できるかは不確実である．小児期の矯正治療を取り入れるならば，永久歯列での顎運動や咬合の理解を深める必要がある．特に小児期における歯列不正は，歯列だけでなく正常な筋機能が営まれているかを観察することが重要．
・小児期の矯正治療では筋機能訓練を行うことが基本である．そのためにも筋機能訓練を行うハード，ソフト両面が充実した医院づくりを構築する必要がある．

2）早期治療が必要な症例

①反対咬合・交叉咬合――顎骨の成長に影響を与え，下顎の偏位や顔面の変形を生じさせる可能性が高い
②口呼吸を伴い，咬合が低く下顎後退位となっているⅡ級咬合
③過剰歯や埋伏による萌出障害

　人の顎顔面骨格の成長はⅡ級から始まり，成長に伴い約半数がⅠ級咬合となっていく．すなわちⅡ級咬合はⅠ級になれなかった咬合といえる．自然にⅠ級になる可能性の高い症例は多いため，咬合が低く顕著な下顎後退位でないならば，必ずしも早期に治療介入を行う必要はないと考えている．患者・保護者に充分に説明し，経過観察を行うのも重要ある．闇雲に治療介入するのではなく，今すぐの治療が必要かを適切に見極め，患者・保護者の経済的・心理的・時間的・肉体的な負担を軽減することを第一に考えた治療計画を立案して欲しい．

第3章 永久歯の矯正に挑戦しよう!

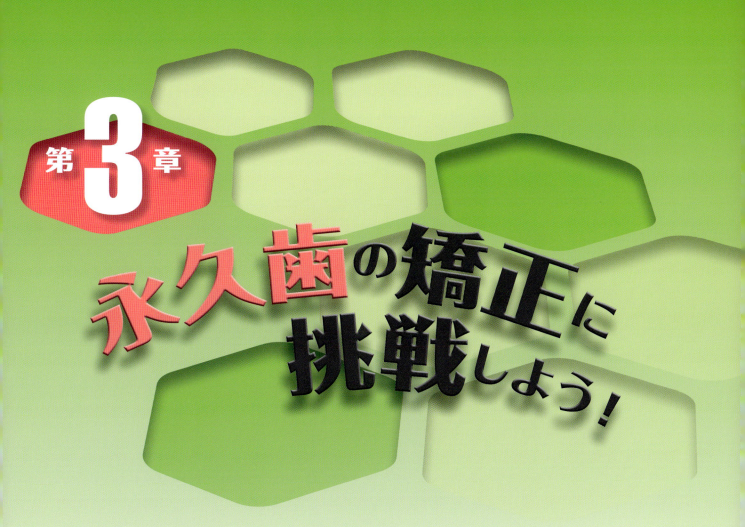

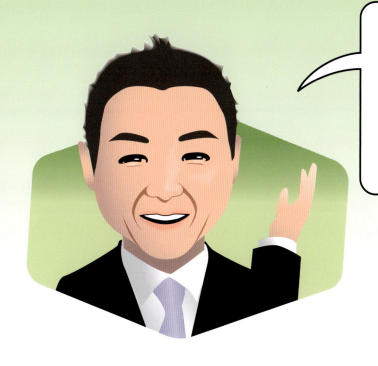

診断で症例を見極め，審美と機能を両立しよう!

1. はじめに

　一般に歯列不正はう蝕や歯周病のリスク因子とされているが，それは口腔衛生状態を良好に保つために不利な環境なためだと考えられる．実際，日常臨床のなかで，歯列不正の患者はう蝕や歯周病に罹患していることが多いのではないだろうか．しかし，歯列不正がありながら口腔衛生状態が良好に維持されているにもかかわらず，多数歯に修復処置を施されている患者を目にすることもある．このような患者においては細菌という病因のみでなく，歯列不正を原因とする歯への不適切な力によって引き起こされる歯冠の崩壊や歯周組織へのダメージといった要因も関与しているとは考えられないだろうか．また顎顔面領域まで広く観察していると歯列不正を有している患者では顎関節症をはじめ，咬合関連筋や表情筋の過緊張，顔貌の歪み（オトガイの偏位・口唇の非対称性・目の位置や大きさの左右差・鼻翼の非対称性など）の所見とともに不定愁訴を抱えていることも多い．これらの所見や症状は歯列不正によって上下顎の歯が適正に嵌合できないために起こる下顎位の偏位などが原因となり，咬合時に歯のみならず上下顎骨や顎関節，筋肉，顔面頭蓋に加わる力のバランスが失われて生じている可能性がある．さらに下顎位の偏位を伴う歯列不正を改善すると審美性（顔貌）が変化することを経験することがある．これは歯列不正と下顎位を改善することにより，歯列に左右均等な咬合力が加わるようになり，その人本来の顎運動に調和したアンテリアガイダンスとチューイングサイクルが獲得されることで，歯・筋肉・顎関節・顔面頭蓋に加わる力の調和がもたらされたためではないかと考えている．本来，上顎骨歯槽弓は顔面頭蓋の所定の位置に三次元的に対称な形で存在していなくてはならないが，下顎位の偏位を伴う歯列不正があると上顎骨歯槽弓と顔面頭蓋との間に歪みを生じさせる．そのため，顎顔面頭蓋に対して調和のとれた咬合を確立することができれば歪みは改善し，その結果，機能のみならず，本来持っている最も美しい顔貌へと変化していくのではないかと考えている．本書においては機能と審美の両立を目指すために筆者が矯正治療を行う上で重要視している咬合の考えを解説するので，ぜひ理解を深めていただきたい．

2. 全顎矯正は顎位の変更である！

1) 咬合を構成する要素

　適正な咬合を構成する要素として第一に挙げられるのが，咬頭嵌合位によって決定される下顎の位置が適切であることである．咬頭嵌合位はすべての下顎運動の始点となる下顎の位置なので，この咬頭嵌合位が不適切であれば，すべての下顎運動は調和を欠くこととなる．すなわち，咬合接触状態や歯の前方・側方ガイドというものは，咬頭嵌合時の下顎の位置が適切であることによって意味をなしてくる．

　第二の要素は上下顎骨・顎関節などの骨格である．本来，脳頭蓋・上下顎骨・歯列は左右対称な形態をしていることが理想であるにもかかわらず，多くの場合，歯は顎堤から逸脱した位置に萌出しており，その結果，顎骨にねじれを生じ下顎位はその影響を受ける．

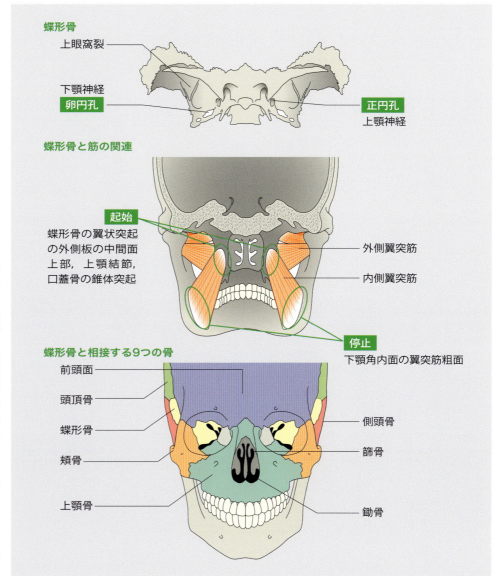

図 3-0 蝶形骨は頭蓋を形成する9種の周囲骨と相接しつつ，顔面頭蓋と神経頭蓋にまたがるような形で存在している．蝶形骨翼状突起には外側翼突筋と内側翼突筋の起始点があり，咬合にとって重要である．特に内側翼突筋は強い咬合力を発揮し，それが蝶形骨の翼状突起に伝わると蝶形骨全体の歪みやたわみとなる．また，蝶形骨には正円孔や卵円孔，上眼窩裂などの神経系の出口が多く存在し，蝶形骨が歪んでしまうと顔貌だけではなく，機能面においても多大な影響を及ぼす可能性がある

　　第三の要素は，四大咀嚼筋とその拮抗筋としての舌骨上筋群などの筋肉である．これらの筋によって顎運動は行われるが，顎位にズレが生じていると筋の過緊張や疲労などの様々な弊害が生じ，顎運動は正常に営まれなくなる．これらの三要素が協調することによって形態と機能の調和した咬合を構成することができると考える．この三要素に不調和が生じると，筋や顎関節に運動痛や自発痛，圧痛などが発現する．特に圧痛に関しては自覚症状がない場合がほとんどで，患者はわれわれ歯科医師が筋や顎関節の触診を行うことによってはじめて異常を認識することが多い．患者からの訴えがないからといって，筋や顎関節の異常を見落としたまま治療を行うことは，歯列・骨格・筋の整合性がないまま治療をしていることになり，病態の悪化を招きかねない．そのようなことにならないためには術前に歯列・骨格・筋の診査・診断を適切に行って，病態を正確に把握することが重要である．

2) 顎位の変化による影響

(1) 蝶形骨への影響

　蝶形骨は頭蓋底の中央にあり，側頭骨・後頭骨底部の前方に位置する無対性の骨である．蝶形骨には外側翼突筋と内側翼突筋の起始点である翼状突起があり顎運動においては重要な役割を果たしている．

(2) 咬合関連筋への影響

　咬合は左右の顎関節の下顎頭を蝶番として，上顎骨と下顎骨で営まれる．下顎骨は4大咀嚼筋で頭蓋と連結され，舌骨上筋群で舌骨と連結されている．さらに舌骨は舌骨下筋で甲状軟骨，鎖骨，胸骨，肩甲骨とも連結している．下顎位に異常があると，咀嚼筋や顎二腹筋後腹が緊張するため，正常な開閉口運動や偏心運動が営まれなくなる．さらに，偏位した顎位によって頭位が傾き，頭位の角度を維持するために頭板状筋，頭半棘筋，肩甲挙筋をはじめとする後頭部の筋が緊張することでより一層，頭位が傾斜してしまい，その結果，首をわずかに旋回した方が楽になるので，胸鎖乳突筋の緊張もみられるようになる．また，咀嚼筋は下顎を閉口させながら前方に導く役割をしているのに対し，その拮抗筋である舌骨上筋群は下顎を後方へ移動させる働きをしている．これら舌骨上筋群は咀嚼筋と比較して筋肉としては小さく脆弱であり，顎位の変化によって障害を受けやすいため，筋の過緊張や疲労などの症状が出現しやすいと考えられる．このように，歯列不正があると顎運動に関連する筋に緊張が生じて，筋の痛みや肥大を引き起こすことが多く，これらの症状は早期接触や臼歯部の低位咬合，偏心位の咬頭干渉がある可能性を示唆しているため，術前の筋の触診（特に咬筋・側頭筋・顎二腹筋）は咬合不調和の診断に有効な指標となる．また硬結したこれら筋のトリガーポイントを術前・術中にストレッチ（特に拮抗筋である舌骨上筋群に行うと効果的）を行うことにより診断や治療の評価の指標として参考にする．

(3) 顎関節への影響

　通常，顎口腔系の調和がとれている場合には，咬頭嵌合位において顆頭は関節円板を介在して下顎窩の中で安定している．閉口時には外側翼突筋上頭が収縮し，開口時には外側翼突筋下頭が収縮することによって関節円板は常に顎関節機能面間に介在し，それによって円滑な下顎運動が営まれる．外側翼突筋下頭は内側に向かって走行しているので効果的に側方運動が行いやすく，上頭は関節円板に付着しているので関節円板の前内下方への転位を生じにくくしている．しかし，低位咬合や下顎の偏位によって下顎後退位になってしまうと，顆頭は後方に押し込まれてしまい，顆頭と下顎窩で圧縮が生じ，顎関節に炎症が起こる．また，顆頭が後方に位置するとクレンチングを伴うことも多くなるため関節円板は顆頭からより一層脱落しやすくなり，関節円板の転位を引き起こす可能性が高くなる．さらに，顎関節は下顎骨と側頭骨を連結しており，左右一対の関節で両側が同時に機能するという特徴がある．そのため，変則に異常が生じると他方にも影響が及ぶこととなる．

(4) 舌への影響

舌は舌筋によって構成され，その体積は口腔内の大部分を占めており，咀嚼・嚥下・発音・下顎安静位・パラファンクションなどに応じてその位置を変化させる．つまり舌は咬合に関するすべての運動に影響を及ぼしているといえる．低位咬合や下顎の偏位による下顎後退位や叢生による歯の配列スペースが減少することによって舌房も縮小してしまう．舌房が縮小すると舌は後方に押し込まれ，舌筋や舌骨筋に過緊張や疲労を生じ，正常な機能（咀嚼・嚥下・発音）を果たせなくなる．さらに舌が後方に押し込まれると下顎はより後方に引き下げられてしまい，下顎後退位を助長する．下顎位が適切でない場合には代償としてクレンチングを起こすことが多くなると考えるが，結果，舌には圧痕として表れる．圧痕がみられる場合の下顎位は適切でない可能性が高い．

3) 機能的な咬合を考慮した矯正治療の術前・術後の診断指標

- ●歯列は顎骨歯槽弓に対して相似のU字型で，左右シンメトリーになっている
- ●咬頭嵌合位が中心位と一致し，なおかつ安定している
- ●整直した歯はⅠ級関係（1歯対2歯）の咬合関係になっている
- ●側方運動時には犬歯によるM型ガイドができる（シーケンシャルガイダンス）
- ●前方運動は中切歯によるガイドで，犬歯・臼歯部が離開している
- ●最大開口位から最速で閉口でき，開閉口運動はスムーズかつ直線的である
- ●舌の形態は左右対称で緊張が認められない
- ●最大開口時における上口唇と下口唇のなすアーチがシンメトリーである
- ●咬合関連筋に過度の緊張がみられない
- ●顔貌が左右対称である
- ●偏心運動時，口唇に変則的な運動がないこと
- ●開閉口運動時，左右の下顎頭の動きに時間差がない

上記の項目を術前・術中・術後に確認しながら治療を行っていく．

顎運動を観察する項目が多いため，顎運動の診断に慣れないうちはビデオにて顎運動の記録を行うと顎運動を評価しやすい．ビデオであればスロー再生や一時停止もでき，ビデオによる顎運動の記録は安価で非常に簡便な方法である．

上下顎骨が解剖学的に正しい位置関係であれば，多くの場合で犬歯・小臼歯の咬合関係はⅠ級で1歯対2歯咬合をとることになる．また犬歯のM型ガイドは特に側方運動時に下顎が後方へ偏位するのを防ぐ効果があるだけではなく，大きな咬合力を発揮する咬筋から適度に離れているため，犬歯にかかる力は弱められ，その結果，顎関節への負荷を軽減し顎関節を保護する役割もある．犬歯は歯根が長く太く歯根膜が豊富なため感覚受容器として優れており，顎位・顎運動のコントロールに重要な役割を果たしている．このように犬歯による側方運動は多くの有利性が考えられる．

この犬歯誘導はいわゆるミューチュアリープロテクテッドオクルージョンの概念に基づいた筆者の考えである．これは最大咬頭嵌合位で臼歯部は前歯部が過剰に接触するのを防ぎ，偏心運動時には臼歯部が離開する咬合様式である．また，これは前歯部と臼歯部が互いにそれぞれを守りながら，長期的に耐えられることを目的としたものであり，矯正治療においてもこの咬合様式を重要視した治療を行う必要がある．

第3章 永久歯の矯正に挑戦しよう！

症例 3-1　アングルⅡ級，骨格性Ⅰ級，上下顎叢生，上顎側切歯の口蓋側転位による顎位の偏位

患者概要：34歳，女性．主訴：矯正をして綺麗にしたい

既往歴：子供の頃からブラッシングを1日2回は行っていたが，高校生の頃からう蝕治療が増えていった．20歳を過ぎたあたりから抜髄処置が増えていき，来院される10年ほど前には上顎右側第二大臼歯を抜歯．その後，上顎前歯を綺麗にしたいと考え同部位の補綴をやり代えたが，思うようには綺麗にならなかった．患者の知人の紹介で当医院に来院．

口腔内所見：上顎前歯および大臼歯部は形態不良な補綴治療が施されており，上下前歯部には歯肉の腫脹が認められる．歯は全体に近心舌側傾斜しており，咬合関係は1歯対1歯でアングルⅡ級である．また上顎前歯部には歯頸ラインの不揃いが認められる．臼歯部の骨幅は広く，口蓋や下顎舌側には骨隆起が認められるため，ブラキシズムやクレンチングの可能性が考えられた（3-1-1，2）．

筋の触診：左右顎二腹筋後腹に強い圧痛を認めた．胸鎖乳突筋には緊張が認められ，右側への首の旋回もみられた．また以前から片頭痛や肩こりがひどく，月に何度も鎮痛剤を服用しているとのことであった．

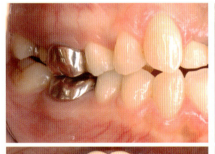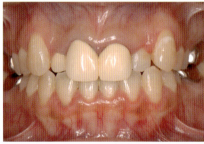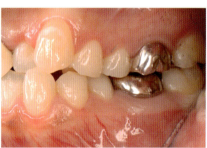

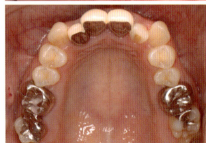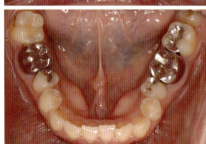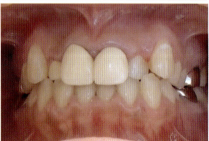

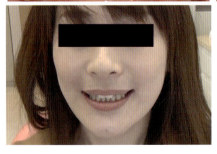

図3-1-1　顔貌および開閉口運動．上顎正中は顔貌に対して右側に位置しており，開口時には下顎は左側への偏位が認められた．咬合平面は顔貌に対してやや左上がりになっている．側方運動はグループドファンクションであったが，スムーズな動きはとれておらず，また側方運動時には下口唇に過剰な緊張が認められた

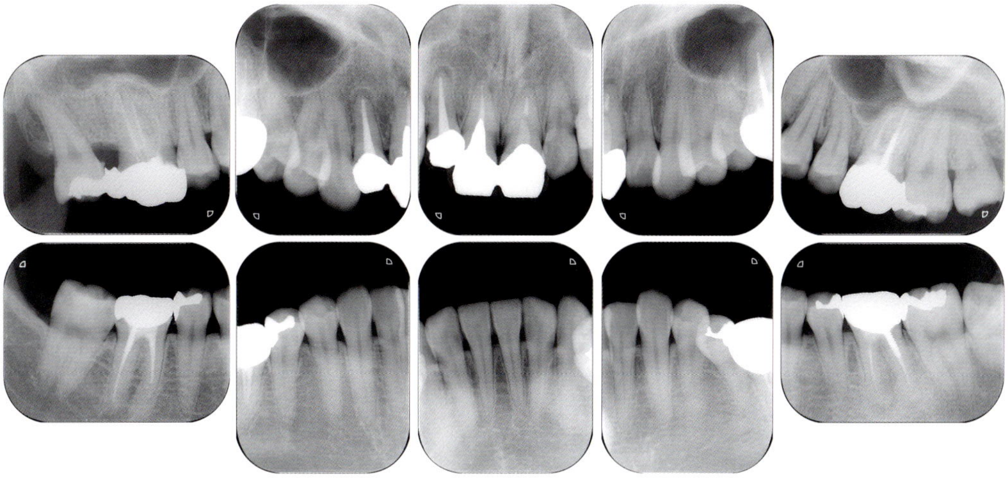

図 3-1-2 X線所見．デンタルX線写真10枚法では全顎にわたって歯周病の所見は認められない．

　不良な補綴物は多数あり，不十分な根管充填も多く確認された

　病態の発症メカニズム：患者には毎日の丁寧なブラッシング習慣があり，多少の歯石沈着は認められたが，口腔衛生状態は良好であった．にもかかわらずこれまでに多くの歯に処置が施されており，上顎右側第二大臼歯に至っては抜歯となっていた．プラークコントロールができていることや骨隆起があることなどから，細菌のみならず咬合による力の影響によってこれらの病態が発症してきたのではないかと考える．

主なプロブレムリスト：

- 上下前歯部には叢生があり，歯列は顎骨に対して狭窄したアーチを呈している
- 上下の歯は全体的に近心舌側傾斜しており，咬合関係は1歯対1歯のアングルⅡ級
- 咬合平面はやや左上がり
- 顔貌に対して上顎の正中は右側にずれている
- 胸鎖乳突筋に緊張があり，首が右側旋回している
- 開口時に下顎は左側へ偏位する
- 側方運動はグループドファンクションで，臼歯部の離開は得られておらず，作業側犬歯がメインの前下方への誘導路になっていない
- 側方運動時に口唇に過剰な緊張を認める
- 最大開口時における上口唇と下口唇のなすアーチが非対称
- 舌はやや後退位をとり，緊張が認められる
- 顔貌は左右非対称である

治療計画：スプリントにて顎位の変化を確認後，機能的な顎運動獲得のために矯正治療を行い，矯正治療終了後に補綴物を作製する．矯正治療は咬合挙上および上顎側切歯の口蓋側転位を改善することによって顎位の移動を行う．

治療経過：歯周治療・根管治療・智歯の抜歯を行なった後，機能的な顎運動の獲得および歯列のアーチフォームを整えるためにマルチループを用いた矯正治療を行なった．矯正治療によって1歯対2歯のアングルⅠ級咬合を構築し，側方ガイダンスは犬歯誘導を付与，上顎前歯はプロビジョナル・レストレーションにて形態および側方ガイダンスの確認後に最終補綴製作へと移行した（3-1-3～6）．

第3章 永久歯の矯正に挑戦しよう！

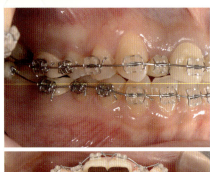
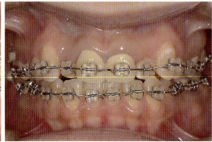
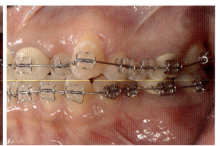
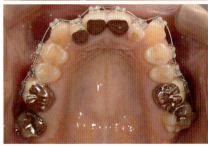
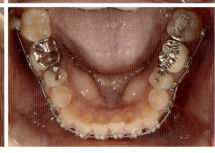

図 3-1-3　本症例の治療目標は主訴である審美的な改善であるが，咬合力による悪影響が関与しているとすると，その力による影響を改善しなければ，今後も悪化傾向が続くことが予想されるため，正しい顎位での機能的な顎運動の獲得が重要である

治療の評価：上顎前歯部の審美的問題（歯頸ラインの不揃い・歯肉の腫脹・補綴形態）は矯正治療および補綴修復によって改善された．またリップラインとスマイルラインに対する上顎前歯・小臼歯の配列も良好で，美しいスマイルを獲得することができた．矯正治療によって，1歯対2歯のアングルⅠ級咬合を構築し咬合が安定したため，開閉口運動路は術前と比較して直線的になり，開閉口のスピードも増加した．咬頭嵌合位からの側方運動，前方運動はスムーズな動きとなり，口唇には過剰な緊張認められない．術後のセファロ分析においては標準値から大きく外れた値はない．筋触診では，術前に認められた左右顎二腹筋後腹の強い圧痛が，術後には違和感程度へと変化した．また，胸鎖乳突筋の緊張は完全に消失し，右側への首の旋回はなくなり真っ直ぐ前を向くことができるようになった．片頭痛や強い肩こりの症状もほぼ消失し，月に何度も服用していた鎮痛剤の使用はなくなった．治療終了後，約7年半の検診時においても，咬合は安定していた（3-1-7 〜 9）．

＜本症例のポイント＞

・顎位の偏位が疑われる患者においては術前にスプリントもしくはディプログラマーにて顎位の評価を行う．
・顎位の偏位の原因を探る（本症例では上顎側切歯の口蓋側への転位）
・歯頸ラインは歯の唇舌的な位置や歯根の傾きで変化するため，前歯部の補綴が必要な場合は矯正前に歯根の傾斜に合わせた治療用の暫間補綴物を作製すること．補綴のみで改善することは困難なため矯正治療で正しい位置に配列することによって歯頸ラインの不揃いを解決する．
・主訴は前歯を綺麗にしたいことであったが，全体を診ずに上顎前歯だけにとらわれ，補綴だけでの治療や上顎のみのLOTなどでは解決できない．術前に全体（咬合・顔貌・顎運動など）を診た診断を行い，患者に全顎治療の必要性を説明する．木を見（診）て森を見（診）ずにならないように．

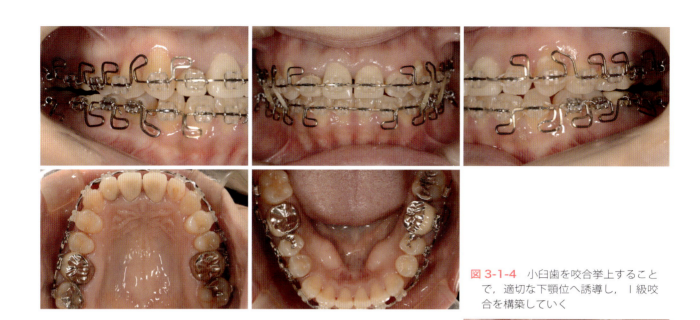

図 3-1-4　小臼歯を咬合挙上することで，適切な下顎位へ誘導し，Ⅰ級咬合を構築していく

図 3-1-5　術後の歯頸ライン．右側中切歯・側切歯，左側中切歯はジルコニアセラミックス，左側側切歯はラミネートベニアにて修復

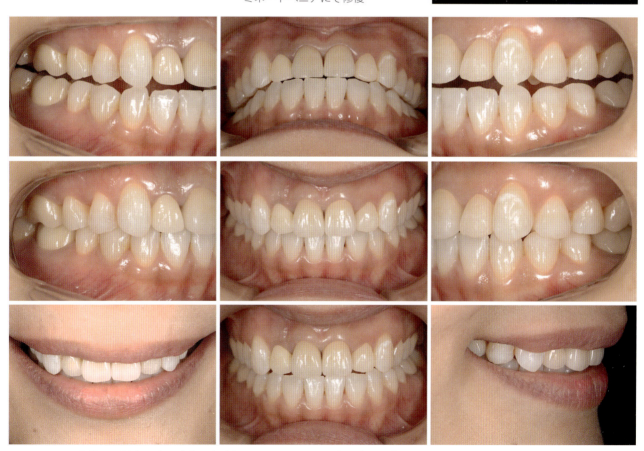

図 3-1-6　術後の口腔内写真．咬合は安定し，シーケンシャルガイダンスがとれている

第3章 永久歯の矯正に挑戦しよう！

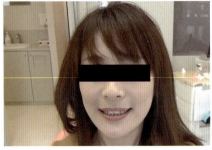
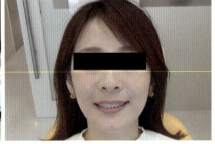
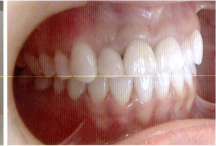

図 3-1-7 術前後の顔貌と口腔内写真

▶MOVIE 10

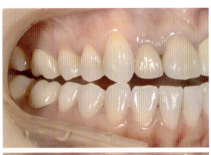
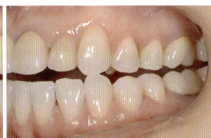

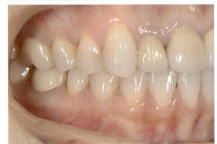
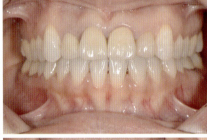
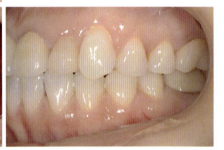

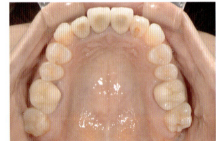
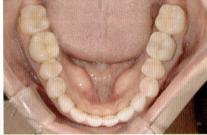

図 3-1-8 術後7年半

▶MOVIE 11

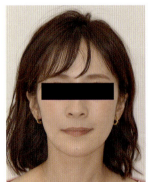
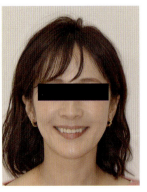

図 3-1-9 術後7年半正面観

64

特別講義！
診断から治療計画立案に必要な診るべき要素

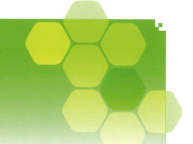

0. "治療計画立案に必要な5つの要素"とは？

　矯正治療，特に全顎矯正における治療目標は審美と機能的な咬合を獲得することである．

　機能的な咬合とは，歯が顎骨内に理想的な位置に配列し上下顎が良い咬合となり，顎関節の位置として無理のない下顎位で，開閉口や偏心運動をスムーズに行えて，これら歯・下顎位・下顎運動において調和がとれていることである．治療を行う際，歯科医師はプロとしてこの調和を目指さなければならない．

　しかし，矯正希望で来院される患者のなかに噛み合わせを治したいという主訴の患者はほとんどおらず，多くは「歯並びを綺麗にしたい」「見た目を綺麗にしたい」という審美的な改善を求めて来院される．歯科医師が咬合だけに視点が向いてしまうと患者が求めている審美面への意識が疎かになり，術後のトラブルになりかねない．

そのため，術前に患者が求めている審美面について実現可能な治療計画を提示し，患者・術者の治療ゴールを一致させておく必要がある．

　ここでは審美面の改善，機能的な咬合を獲得するために役立つ，治療計画立案に必要な5つの要素を図示する（fig.1）．

1. 上顎前歯の位置

　上顎前歯は歯の見え方や口唇の突出具合など審美性に大きな影響を与えるため，術前に前歯の状態を把握することで，歯の移動量，移動方向を決定する．

1）診断に必要な資料
（1）セファロ分析：Interincisal Angle, UI-NA(mm), LI-NB(mm), UI-NA(°), LI-NB(°)
　前歯の角度，上下前歯の位置，角度を分析することで移動量や移動方向を推測する．

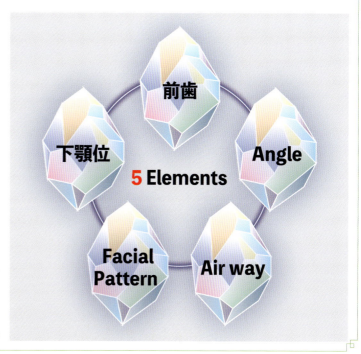

fig.1　5 Elements

第3章 永久歯の矯正に挑戦しよう！

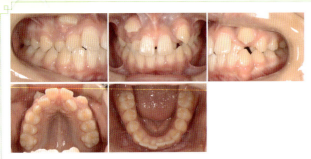

fig.2 症例A 術前口腔内写真

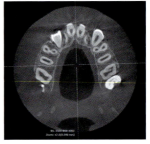 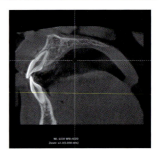

fig.3 症例A 術前CBCT

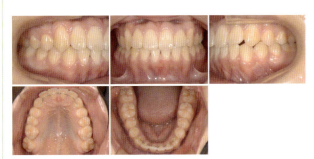

fig.4 症例A 術後口腔内写真

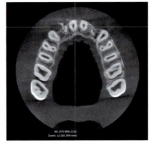

fig.5 症例A 術後CBCT

(2) CBCT：CTを撮影することで，歯根と顎骨の状態を確認する．歯根と顎骨の関係を診ることで，ボーンハウジングから逸脱しない治療計画を立案できる．

2）上顎前歯叢生，犬歯の低位唇側転位〜（症例A）
　CTを撮影すると，上顎前歯は十分な歯槽骨に囲まれており，歯の移動量には余裕があるが，下顎前歯の唇側の歯槽骨は薄く大幅な歯の移動を行うと歯根はボーンハウジングから逸脱する可能性が高い．そのため前歯の移動は自由度の大きい上顎前歯を主に移動し，下顎前歯は歯槽骨の幅を考慮してダイナミックな移動は避け，最小限の移動にとどめる（fig.2〜5）．

3）Ⅱ級1類の症例（症例B）
　上顎中切歯は唇側に傾斜しており，いわゆる出っ歯の状態である．この唇側傾斜した上顎中切歯を口蓋側に移動すればよいことは分かるが，どれくらい歯を移動させ，角度はどれくらい改善したら良いのだろうか．セファロ分析を用いることで歯の移動量や角度を明確にすることができる．
　術前のセファロ分析から上下前歯の角度は標準値よりも小さく，上顎前歯の唇面の位置は標準値よりも約10mmほど唇側にあり，角度は30°ほど大きいことが分かる．一方，下顎は位置・角度ともにほぼ標準値である．この測定結果から，下顎の位置・角度は問題ないので下顎前歯は大きく移動させず，上顎前歯を移動させることで審美性を改善する必要がある．測定値を参考にすると上顎前歯の移動量は唇面で10mmとなるが，10mmはかなりの移動量であるので現実的な移動目標はその7割程度，6〜8mmとするのが無理のない治療計画かと思う．治療後，当初の計画通り下顎前歯の移動は少なく，上顎前歯の移動で前歯部の歯列不正を改善できていることがセファロ分析から分かる．上顎前歯を移動したことで口唇の突出感やNasolabial Angleの値は改善し，審美性は良くなっている（fig.6〜10）．

・上顎前歯は審美性に大きく影響
・セファロ分析で移動量・移動角度を推測
・CBCTにて移動が実現可能か考察する

　矯正治療で上顎前歯の歯並びを整えることで，口元は自然に整い魅力的な口元へと変化する．その結果，患者は笑顔が増えて周りに与える印象はより良くなる．やはり矯正治療による審美面の改善は重要で，主観的（好み）ではなく客観的な指標による評価が必要だと考える．

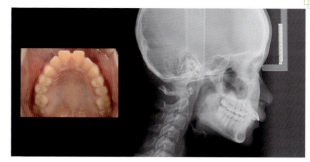

fig.6 症例B 術前頭部X線規格写真

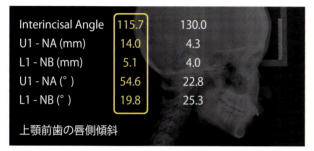

fig.7 症例B 術前セファロ分析

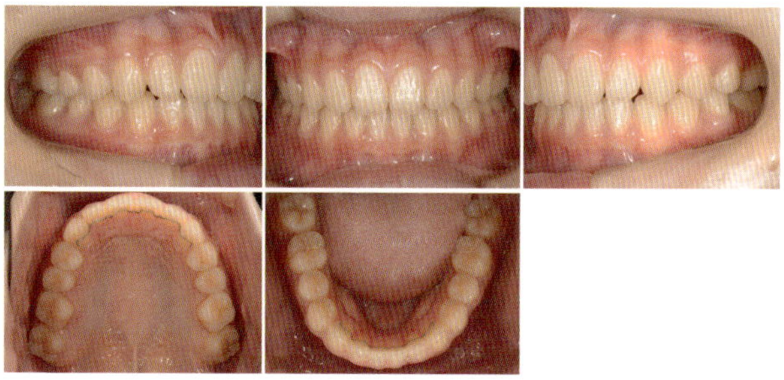

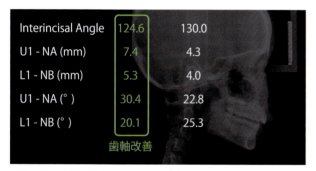

fig.9 症例B 術後セファロ分析

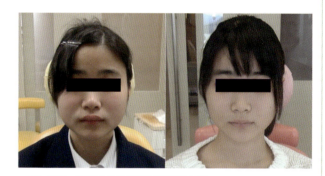

fig.8 症例B 術後口腔内写真

fig.10 症例B 術前術後の顔貌比較

2. Angle の分類

上下顎第一大臼歯の咬合関係によって不正咬合を分類・評価したもの．

咬頭嵌合位で上顎第一大臼歯の近心頬側咬頭の三角隆線と下顎第一大臼歯の頬面溝が咬合する状態をⅠ級，下顎第一大臼歯が遠心で咬合している状態をⅡ級，近心で咬合している状態をⅢ級としている．Angle の分類は上下顎第一大臼歯の咬合関係をみるだけで，不正咬合を瞬時に見極めることができ，症例の特徴を掴むために重要な歯列の前後的な指標である．しかし，この分類は上顎第一大臼歯の位置は不変という前提で，上下顎の咬合関係を歯列弓の近遠心的位置関係だけで評価しているので，

この点に留意し，症例を診る必要もある．

1）AngleⅠ級・見かけ上AngleⅠ級・AngleⅡ級・AngleⅢ級（症例 C〜F）

Angle の分類においてはそれぞれ特徴の異なる症例である．Angle のⅠ級と比較して，Ⅱ級・Ⅲ級は症例の難易度は高くなるが，すべての症例において治療後は自然で正常な AngleⅠ級咬合を構築することができている．矯正治療が綺麗に終えることができているのは筆者が矯正治療に長けているのではなく，すべての症例において骨格的な共通点があることが大きい．これらの症例はすべて骨格性Ⅰ級である．骨格性Ⅰ級は上下顎骨の前後的な関係が正常であるため，歯の配列は比較的容易となる．このように Angle の分類では異なる症例である

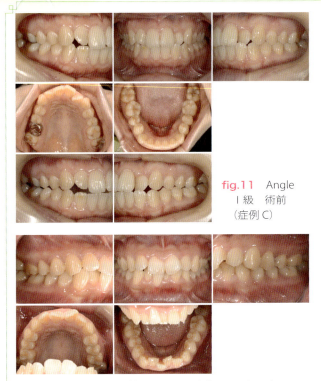

fig.11 Angle Ⅰ級 術前（症例C）

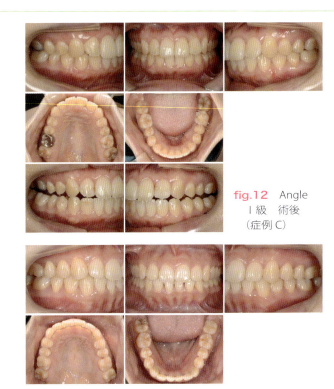

fig.12 Angle Ⅰ級 術後（症例C）

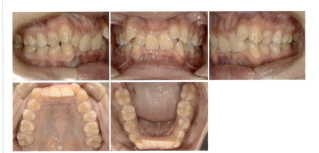

fig.13 歯の近心傾斜による見かけ上のAngle Ⅰ級 術前（症例D）

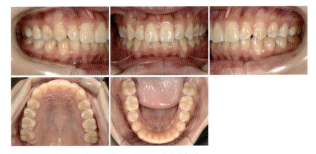

fig.14 見かけ上のAngle Ⅰ級 術後（歯の近心傾斜を改善）（症例D）

fig.15 Angle Ⅱ級 術前（症例E）

fig.16 Angle Ⅱ級 術後（症例E）

が，骨格的な前後関係で診ると骨格性Ⅰ級という共通した症例となり，症例の異なる特徴が見えてくる．前後的な評価にはAngleの分類だけでは不十分で，骨格的な評価も診ていかなければならない（fig.11〜18）．

2）症例〜AngleⅢ級で骨格的な評価をした症例〜

・AngleⅢ級，骨格性Ⅱ級（fig.20〜23，症例G）
・AngleⅢ級，骨格性Ⅰ級（fig.24〜27，症例H）

同じAngleⅢ級でも骨格性Ⅰ級と骨格性Ⅱ級では骨格性Ⅱ級の方が症例の難易度は高い．

不正咬合の前後的な診断はAngleⅠ・Ⅱ・Ⅲ級に，骨格性Ⅰ・Ⅱ・Ⅲ級を加え症例をより細分化し特徴を掴むことで治療方針に反映する．

3．下顎位

適正な下顎位とは咬頭嵌合位での下顎が三次元的に適切な位置にあることである．下顎位が適切であれば筋や顎関節と調和のとれた開閉口運動や偏心運動を行うことができる．下顎位を変更する可能性のある全顎矯正においては，術前の咬頭嵌合位が適切であるかを評価し，診断することで既存の咬頭嵌合位を維持するのか，下顎位を変更するのかを判断する必要がある．本項においては，筆者が行っている下顎位の診断から下顎位の決定法について紹介する（fig.28〜30）．

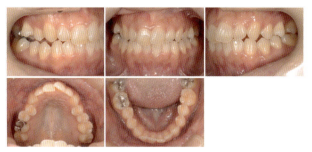

fig.17 Angle Ⅲ級 術前（症例 F）

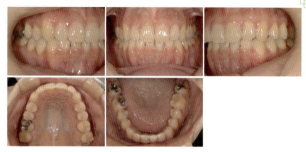

fig.18 Angle Ⅲ級 術後（症例 F）

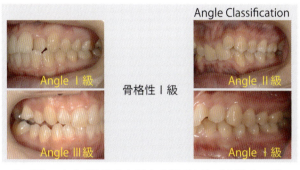

fig.19 すべて骨格性Ⅰ級の症例である（症例 C 〜 F）

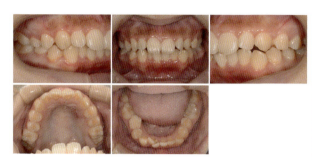

fig.20 Angle Ⅲ級症例① 術前（症例 G）

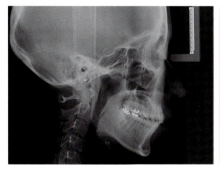

fig.21 側方セファロ①（症例 G）

SNA	76.7	82.0	劣成長
SNB	67.9	80.9	劣成長
ANB	8.8	1.6	骨格Ⅱ級
A.P.D.I	63.8	81.4	骨格Ⅱ級
O.D.I.	66.1	72	Open Bite 傾向
上下劣成長			骨格Ⅱ級

fig.22 セファロ分析から骨格性Ⅱ級と診断（症例 G）

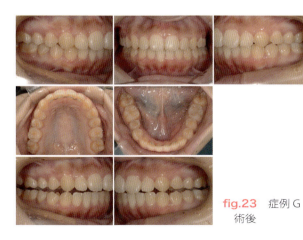

fig.23 症例 G 術後

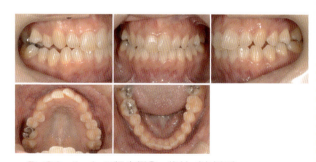

fig.24 Angle Ⅲ級症例② 術前（症例 H）

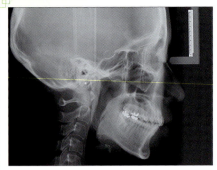

fig.25 側方セファロ②（症例H）

SNA	79.4	82.0	正常
SNB	74.2	80.9	正常
ANB	5.2	1.6	骨格Ⅰ級
A.P.D.I	75.1	81.4	骨格Ⅰ級
O.D.I.	75.3	72	正常
			骨格Ⅰ級

fig.26 セファロ分析から骨格性Ⅰ級と診断（症例H）

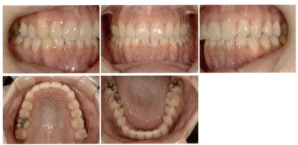

fig.27 AngleⅢ級・骨格性Ⅰ級 術後（症例H）

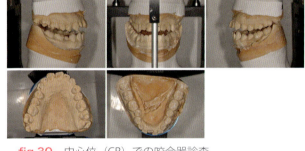

fig.28 咬合器上で咬頭嵌合位（ICP）の診査

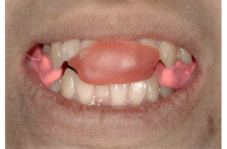

fig.29 中心位（CR）の咬合採得

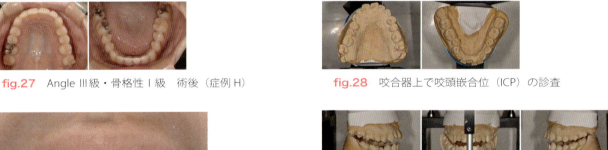

fig.30 中心位（CR）での咬合器診査

1）中心位とは

顆頭が強制力を受けない安静な状態で，顎関節内の前上方位にあり顎関節円板中央狭窄部に接している位置（fig.31）のこと．生理的な下顎位で蝶番運動内にあり，そこから開口・側方・前方運動を自由に行うことができる（fig.32）．

2）中心位を選択する理由

・再現性のある基準位
・下顎の蝶番運動内に存在
・生理学的に許容される

中心位は再現性のある基準位で下顎の蝶番運動内に存在しているため生理学的にも許容される位置だと考えている．

下顎位の模索は慎重に行うことが重要で，下顎位を模索する仮の位置は生理学的に安全な中心位をスタートポジションとすることが安心・安全に下顎位を模索していく方法である．

3）中心位採得方法

（1）オトガイ誘導法

下顎を後方へ押し込み下顎頭は後方へ誘導されてしまうため適さない．

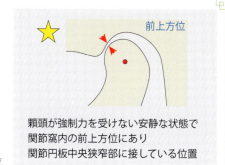

fig.31 中心位

顆頭が強制力を受けない安静な状態で
関節窩内の前上方位にあり
関節円板中央狭窄部に接している位置

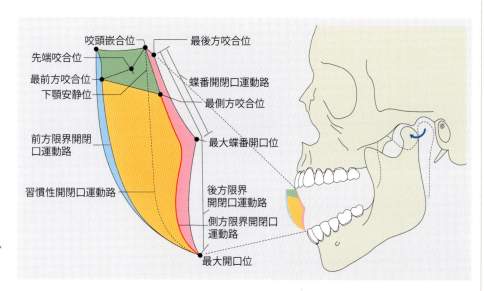

fig.32 中心位を用いるのは，自由に開口・側方・前方運動を行えるため

(2) バイマニュアルマニュピュレーション

下顎頭を前上方に誘導するので中心位採得には適している．しかし，適切に誘導方法を習得するのが難しく，習熟度によって中心位採得にバラツキがでる．

(3) リーフゲージ法・アンガイド変法（fig.33）

下顎頭を前上方にシーティングさせる．再現性の高い誘導法．筆者が利用している採得方法である．

4) リーフゲージやワックスを用いる理由

(1) 外側翼突筋の働き

外側翼突筋は上頭と下頭の2部位から構成されている．上頭は蝶形骨大翼側頭下面を起始点とし，関節円板と関節包へ停止する．下頭は蝶形骨翼状突起外側板を起始点とし，下顎頭頸部翼突筋窩へ停止する．上頭は閉口時や噛みしめ時に収縮し，下顎を前方へ牽引す

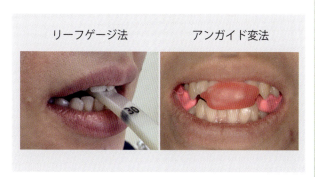

fig.33 リーフゲージ法とアンガイド変法

る．下頭は開口時に収縮し，側方運動に関与している．

リーフゲージ適用下では主に外側翼突筋上頭が作用し，咬筋の収縮は弱くなり，下顎を前方に牽引することになる．リーフゲージやワックスを咬むことで外側翼突筋上頭の収縮によりコンダイルは中心位である前上方にシーティングする．この採得法は他の方法と比較し容易

71

第3章 永久歯の矯正に挑戦しよう！

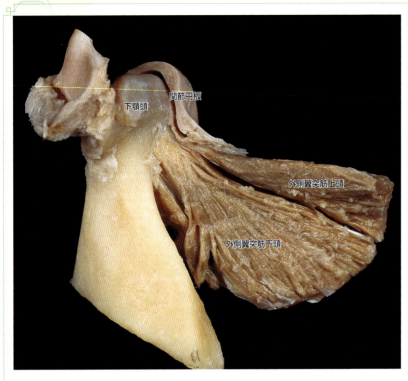

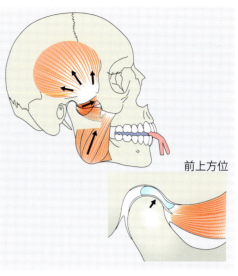

fig.34 外側翼突筋上頭の収縮が中心位採得のポイントである（井出吉信・小出馨編著『チェアサイドで行う顎機能検査のための基本機能解剖』より写真転載．東京歯科大学解剖学講座・井出吉信先生ご提供）

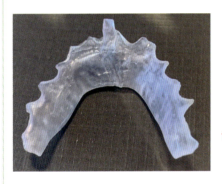

fig.35 口腔内における下顎位の下顎位の確認のためディプログラマー

で，再現性の高い方法である（？fig.34？）．

中心位への誘導を妨げる因子には外側翼突筋以外の筋の収縮や中心位から咬頭嵌合位に至るまでの歯の早期接触である．これらの因子を取り除ける方法がリーフゲージやワックスを用いた中心位の採得方法である．

(2) 口腔内での下顎位の確認方法（fig.35，36）

咬頭嵌合位（ICP）と中心位（CR）に相違があり，顎運動に偏位，咬合関連筋に過度な緊張が認められる場合には，術前にスプリントやディプログラマーを用いて顎位の確認をすることをお勧めする．現在，筆者はディプログラマーを用いて顎位の確認を行っている．ディプ

ログラマーは下顎前歯1点のみが装置と接触するように調整し，接触する前歯のプラットフォームは顎位が変化しやすいように必ずフラットにしておく．臼歯は接触せず前歯のみ1点の接触にすることで筋の活動は小さくなり，また前歯のプラットフォームがフラットであることによって，下顎は自由に動けるようになり顎位の模索が容易になる利点がある．下顎位を模索する際に生理学的に許容される中心位を顎位模索のスタートラインにしておくことで，患者はこの位置にさほど違和感を感じることなくディプログラマーを使用していただける．このディプログラマーを約4週間ほど使用し，安定する顎位の診断を行う．

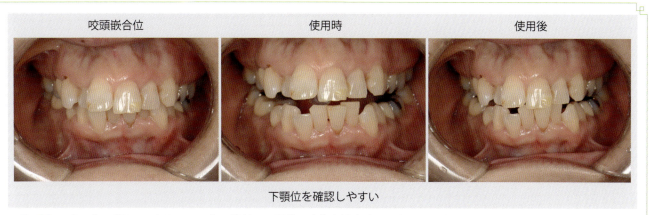

fig.36 ディプログラマーを用いることで術前に下顎位の変化を観察することで，治療後の下顎位を推測することができる

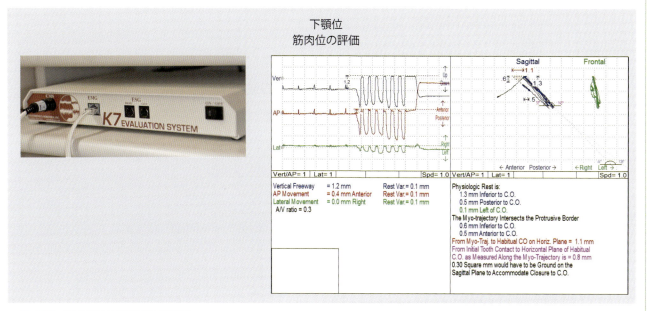

fig.37 K7 における筋肉位の評価

5）当医院でのディプログラマー製作法

①チェアーの角度は CR を採りやすいよう 120°ほどにする

②前歯でリーフゲージを軽く咬ませる．リーフゲージの厚みは上下犬歯間で約2ミリほど離れる量を目安にする．

③リーフゲージを咬ませた状態で IOS にて印象を採得

④採得したデータをもとに設計を行い，ミリングにてディプログラマーを作製．ミリングで作製することによって装置の強度は増し，またミリングで作製した装置は吸水しにくいため非常に衛生的である．

6）筋肉位の評価 K7（fig.37）

下顎位を模索する際に，咀嚼筋などの咬合関連筋に過度な緊張や拘縮がみられると下顎位は変化しづらく下顎位を見誤ってしまうこともある．術前にマイオモニターにて筋の緊張をとった状態で筋肉位を計測し，下顎位の指標として参考にする．筋肉位のみを下顎位の指標としてしまうと顎関節の位置としては生理学的な許容範囲を超えてしまうことも考えられるので，あくまで参考指標として用いるのが良いと考えている．また顎位を測定する器機は高価なため，GP にとっては導入のハードルが高くなってしまうことからも，安価で実用的なディプログラマーはやはり有効な方法だと考える．

第3章 永久歯の矯正に挑戦しよう！

7）動画による評価・確認

動画による顎運動の記録は診断する上でとても有効な手段の1つである．顎運動を記録することによって，開閉口の運動経路やそのスピード，タッピングの安定性，偏心運動の方向やスムーさ，筋の緊張状態や顔貌の対称性を観察することができる．下顎位が適切でなければ，開閉口時には下顎の偏位が認められ，スピードも遅い．口唇や咬合に関連する筋には緊張がみられたり，偏心運動もスムーに行うことができない．動画による記録は術前の診断に役立つだけではなく，術後と比較することで治療が良い結果となっているのかを判断することもできる．また患者に見てもらうことで，患者自身も咬合の問題を認知し，治療後においても視覚的に改善点がわかりやすく，患者への説明ツールとしても有用である．下顎位と顎運動を評価することができる高価なME器機と比べて，動画は下顎位と顎運動の評価を安価で多くの情報を得ることができる方法である．

あればK7などのME器機も使用すると良い．動画は診断だけでなく，患者への説明ツールとしても優れている．また動画は術前・術後で比較し，顎運動がよくなっているのかを一目瞭然に知ることで，自分自身の治療を振り返り，顎運動への理解を深めるためにも是非とも臨床に取り入れていただきたい．

4．Facial Pattern

Facial Patternはセファロ分析から顎顔面形態を分類したものである．

- Brachy（Low angle，短顔型）
- Mesio（Normal angle，中顔型）
- Dolicho（High angle，長顔型）

の3つに分類できる．

セファロ分析で下顎下縁平面の傾きを表しているFMAにて判断している．

Brachy，Mesio，Dolichoの3つの垂直的な指標と骨格性Ⅰ，Ⅱ，Ⅲ級の3つの前後的な指標にて顎顔面形態を9つに分けて症例の特徴を理解する．骨格的な特徴を掴むことで，抜歯・非抜歯の判断や咬合挙上の有無，外科・非外科の判断を大まかに検討することができ，治療の流れをイメージしやすい（fig.38～40）．

▶MOVIE

12

13

14

8）下顎位まとめ

まずは模型上でICPとCRのズレを確認し，口腔内ではCRを下顎位模索のスタート地点とする．ディプログラマーにて下顎位の変化を確認し，その位置を治療目標と設定する．下顎位決定の補助ツールとして可能で

1）骨格性Ⅱ級のポイント

- 矯正によって下顎位は前方に適応できるのかを術前にディプログラマーまたはスプリントにて確認
- 非抜歯にて審美性は改善できるのか

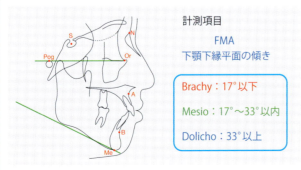

計測項目
FMA
下顎下縁平面の傾き

Brachy：17°以下
Mesio：17°～33°以内
Dolicho：33°以上

fig.38　3つの顎顔面形態

Facila Type	特徴	
	Dolicho	Brachy
不正咬合	多い	少ない
抜歯矯正	大	小
歯の移動	動きやすい	動き難い
矯正への反応	開咬	咬合挙上 難

fig.39　Facial Typeによる特徴

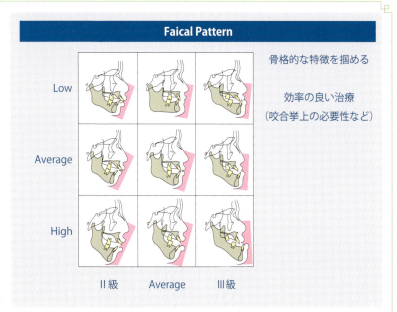

fig.40　9つの Facial Pattern

2）High アングルのポイント

High アングル症例で咬合を挙上してしまうと High アングル傾向はより一層，強まってしまう．High アングル症例には開咬が多くみられるが，咬合が挙上されることで開咬傾向が悪化する可能性がある．そのため，High アングル症例ではなるべく咬合挙上は行わないようにし，必要があれば咬合高径を低下させる．

骨格性Ⅲ級においては High アングル改善のために咬合高径を低下させると，Ⅲ級傾向はより強くなるので，抜歯矯正の可能性を検討する必要がある．

3）Ⅱ級，Ⅲ級症例　ポイント

(1) 外科・非外科〜

外科・非外科の判断にはセファロ分析の ANB を参考にする．−4°以下または 8°以上であれば外科矯正を検討．歯の配列だけでは審美面，機能面ともに良い結果は得られない可能性が高い．

(2) 抜歯・非抜歯

非抜歯矯正で上下前歯の位置で口唇の突出具合など審美性の改善はできるのか．

非抜歯矯正で配列したときに歯はボーンハウジングから逸脱した位置になってないか．

5. Air way (fig.41〜43)

気道の形態は舌の位置によって広くなったり狭くなったりする．舌の位置は口腔容積によって移動し，歯科治療で行っている歯冠修復や義歯，矯正，外科矯正などは口腔容積を変化させる処置である．われわれが日頃から行っている処置が口腔容積を増減させ，間接的に気道の形態に影響している可能性が高い．それではなぜ気道に注目する必要があるのか？　それを理解するには睡眠時無呼吸症候群について考えなければならない．睡眠時に舌の位置が正常であれば軟口蓋は下がらず気道は確保されているが，舌の位置が下がっていると軟口蓋は舌に押されることで気道が閉塞し，睡眠時無呼吸症候群を発症する．睡眠時無呼吸症候群は睡眠の質を著しく低下させるため，日中に眠気がおそい仕事の効率が悪くなったり，自動車の運転中などであれば眠気により事故を起こし自分自身だけでなく他者も傷つけてしまう可能性がある．また睡眠時無呼吸症候群は心筋梗塞や脳梗塞のリスクが 3〜4 倍高くなるともいわれており，健康に悪影響をおよぼすとても危険な病気である．この睡眠時無呼吸症候群の発症，改善にわれわれの処置が関与する可能性があるのならば，特に治療後においては気

第3章 永久歯の矯正に挑戦しよう！

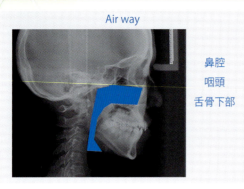

fig.41 気道の形態

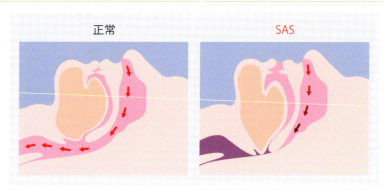

fig.42 睡眠時無呼吸症候群におけるAir way

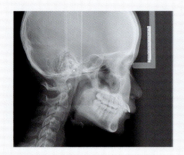
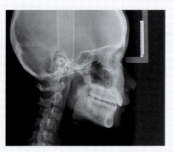

fig.43 セファロによる術前・術後の気道の評価

道を診て確認する必要があるのではないだろうか．特に矯正治療など咬合を変化させる処置においては今後は必要な項目なので本書の中でも少し触れさせていただく．

気道はセファロやCT撮影によって容積を評価する．筆者は気道の容積を評価できるCTはまだ持っていないため，セファロ撮影のみで確認している．しかし，セファロでは正確な気道の容積は測定できないので，気道の容積を測定できるCTはなるべく早く取り入れた方がよいと考えている．気道を正確に評価するには撮影条件を統一させておく必要がある．

頭部を前屈すると気道は狭まり，後屈時には気道は広がる．また口呼吸では気道は狭まり，鼻呼吸では広がる．そのため，撮影時，FH平面は床と平行にし，口唇を閉じて鼻呼吸，咬頭勘合位で咬んだ状態にするなどして撮影条件を統一させておくと規格性のある資料となる．

6．まとめ (fig.44)

上顎前歯の位置・前後的な指標・下顎位・Facial Pattern・Air wayの5つの指標を診断に取り入れることで客観的に症例を診ることができ，それぞれの症例に応じた治療計画を立案しやすくなる．これらの指標を患者にも提示することで，患者・術者の治療後のイメージを一致させることができ，患者が求めている審美性，術者が目指している機能的な咬合を両立することができる．そして審美性，機能性を両立させるには全ての症例においてアベレージに近づける事がポイントである．5つの指標を用いることで，アベレージとはどのように違うのかが見えてくるので，違いをどのようにしたらアベレージに近づけることができるのかを考えることが，"歯列・骨格・筋が調和した咬合"を構築する道標になる．その結果，審美性もその人が持っている本来の美しい顔貌へと改善することができるのである．

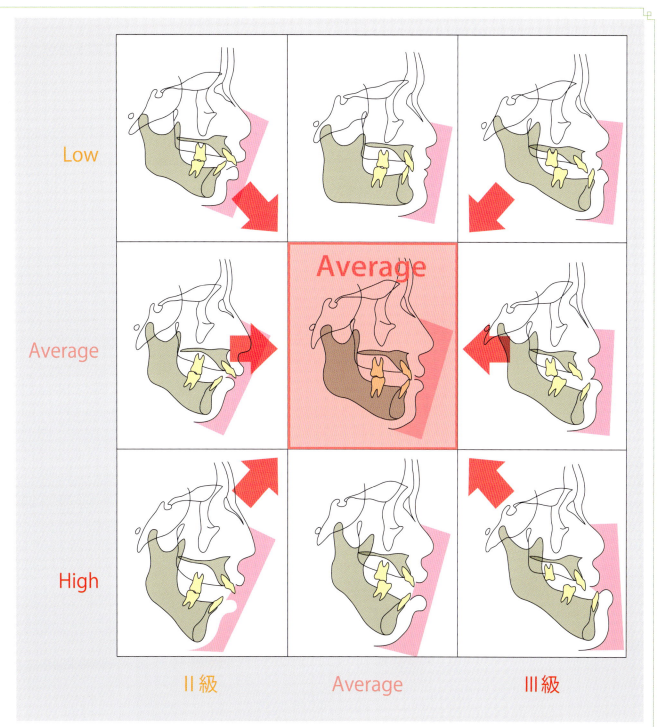

fig.44 歯列・骨格・筋が調和した咬合を構築する道標

第3章 永久歯の矯正に挑戦しよう！

症例 3-2   アングルⅢ級，骨格性Ⅰ級，臼歯部開咬，Normal アングル，咀嚼筋痛障害（Ⅰ型）臼歯部開咬

患者概要：29歳，女性．主訴；くいしばりが酷く，顎が痛い．噛みにくい．

患者情報，口腔内所見，パノラマX線写真，術前顔貌，頭部X線規格写真は 3-2-1 〜 3-2-5 の通りである．

治療計画：クレンチングに起因していると思われる咀嚼筋の痛みを軽減するため，夜間にスプリントを装着する．また患者は日中のクレンチングも認識していたため，筋マッサージを指導し，日中にクレンチングしないよう意識付けを行う．その後，臼歯部開咬の改善のため矯正治療を行う．下顎後退位とはなっていないこと，また下顎角はNormal アングルであることからも咬合挙上による前後的な下顎位の変化は必要ない．しかし，下顎はやや左側への偏位が疑われるため，左右的な下顎位の調整は試みる．急峻な咬合平面は平坦にし，近心傾斜している下顎の歯をアップライトすることで，アングルⅢ級関係をアングルⅠ級関係へと変化させる．

治療経過：Ni-Ti ワイヤーでのレベリングにて上顎前歯の捻転および歯列のアーチフォームを整えた．その後，臼歯部開口を改善するために .016 × .022 マルチループワイヤーを装着．前歯部のフレアーアウトおよび過剰な咬合挙上を避けるため，犬歯・小臼歯間ワイヤーのステップは少量ずつ行った．歯の咬合関係はⅢ級傾向であったため，顎間ゴムはⅢ級ゴムとした．Ⅰ級咬合が構築されたところで，スペースを閉鎖（3-2-6 〜 3-2-8）．

治療の評価：術前にみられた臼歯部開咬は改善し，1歯対2歯のⅠ級咬合を構築することができている．鞍上型であった上顎歯列アーチフォームはシンメトリーなアーチフォームへと変化した．急峻であった咬合平面は平坦化．術後のパノラマX線写真からも急峻であった咬合平面が改善していることがうかがえる．また術前に訴えていた日中のくいしばりや顎の痛みは消失し，筋の圧痛もなくなった（3-2-9 〜 10）．

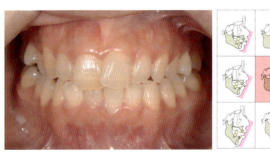

Normal アングル　骨格性Ⅰ級
歯列Ⅲ級　臼歯部開咬
咀嚼筋痛障害（Ⅰ型）

前歯を目安に臼歯部を咬合させていく
咬合挙上はあまり必要ない

図 3-2-1　患者情報

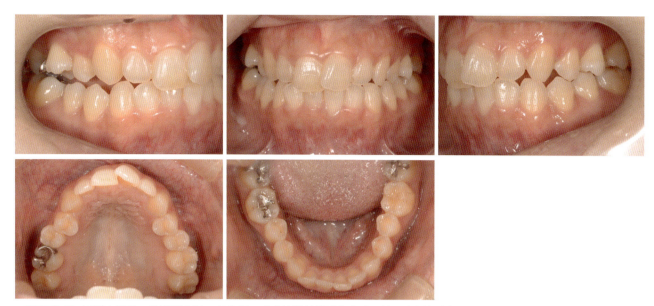

図 3-2-2　口腔内所見．咬頭嵌合時，臼歯部の咬合接触状態はあまく，特に右側臼歯部は開咬を呈している．上顎中切歯は捻転し，咬合関係はアングルⅢ級．左右側上顎側切歯は口蓋側に転位している．上顎の歯列のアーチフォームは鞍上型．咬合平面は急峻．側方運動時には犬歯によるガイダンスはとれず，臼歯部が接触する．開口量に問題はないが，開口時に下顎は左側への偏位がみられる．咬筋は発達しており，筋触診では左右咬筋に圧痛，顎二腹筋後腹に強い圧痛を認めた

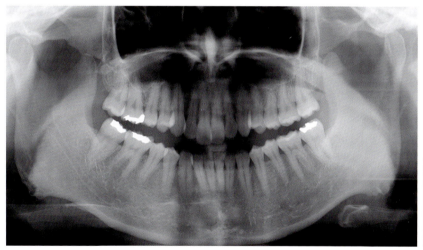

図 3-2-3　パノラマX線所見．左右側下顎頭には異常はないが，下顎角は非常に発達しており，咬合力の強さがうかがえる．咬合平面はやや急峻で，上下顎歯間の空隙は右側臼歯部で特に大きい．下顎角はパノラマX線ではNormal～Lowアングルにみえる．正中に対し，下顎前歯部は右側へ傾斜している．咬合平面に対する歯軸の傾きに大きな異常はない

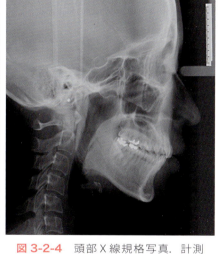

図 3-2-4　頭部X線規格写真．計測値はFMA；28.4でフェイシャルタイプはNormalアングル，SNA；79.4，SNB；74.2，ANB；5.2，A.P.D.I.；75.1で骨格性Ⅰ級，上下顎骨の成長に大きな問題はない．O.D.I.；75.3で前歯部被蓋は標準値．
　Interincisal Angle；138.4，U1-NA(mm)；1.1，L1-NB(mm)；6.3，U1-NA(°)；11.6，L1-NB(°)；24.7で上下前歯歯軸のなす角はやや大きく，上顎前歯はやや口蓋側に位置し，歯軸は立っている

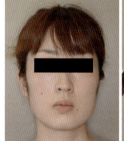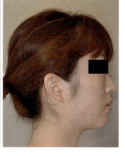

図 3-2-5　術前正面観と側方面観．正面観ではややオトガイは左側へ偏位している．側方面観では上下口唇とも突出感はないが，Nasolabial Angleにおいても98°という数値であった．オトガイには後退感はない

第3章 永久歯の矯正に挑戦しよう！

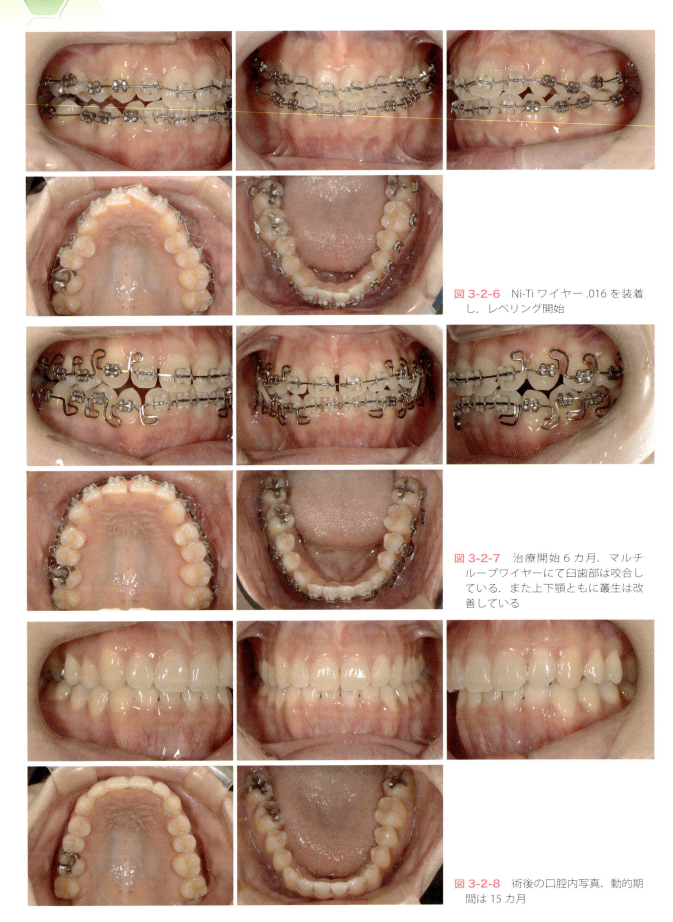

図 3-2-6 Ni-Ti ワイヤー .016 を装着し，レベリング開始

図 3-2-7 治療開始 6 カ月．マルチループワイヤーにて臼歯部は咬合している．また上下顎ともに叢生は改善している

図 3-2-8 術後の口腔内写真．動的期間は 15 カ月

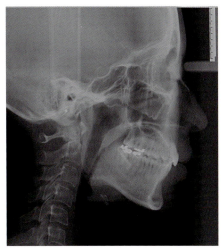
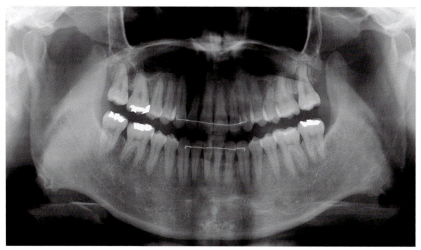

図 3-2-9　術後の頭部 X 線規格写真の計測値は FMA；25.9 で Normal アングル．SNA；78.6, SNB；73.0, ANB；5.7, A.P.D.I.；76.1 で術前と大きな相違はない．O.D.I.；82.7 で正常被蓋．Interincisal Angle；128.8, U1-NA(mm)；1.6, L1-NB(mm)；6.4, U1-NA(°)；14.7, L1-NB(°)；30.8 で上下前歯の歯軸は正常な値となり，上下前歯の前後的な位置関係も問題はない

図 3-2-10　術後のパノラマ X 線写真．歯軸は平行化している

▶MOVIE 16

＜本症例のポイント＞

- 顎関節に関する症状のある患者では，まずはスプリントや筋マッサージなどで症状の軽減または改善をはかる．
- フェイシャルタイプは Normal アングルで前歯の被蓋関係も大きな問題はないので，術前の前歯の位置を目安に臼歯部を咬合させて咬合は極力，挙上しなくてよい．
- Ⅲ級関係の咬合であった場合，咬合を挙上し，時計回りに下顎を回転するとこでⅢ級は軽減されるが，本症例のように下顎歯列に近心傾斜がある場合は，近心傾斜を改善することでⅢ級をⅠ級へと変化することができる．

症例 3-3　　アングルⅢ級，骨格性Ⅰ級，開口，Normal アングル，下顎左側偏位

患者概要：19歳，女性．主訴；歯茎が腫れている．他医院からの紹介で根管治療を依頼（3-3-1〜2）．

パノラマX線所見：左右側下顎頭に異常はない．下顎角は Normal アングルのようであるが，下顎角部は骨の発達を認める．下顎の正中は左側にあり，下顎前歯歯軸は正中に対して右側に傾斜している．臼歯部咬合平面はやはり急峻で，上下顎歯間の隙間は前歯部で大きく，臼歯部では小さい傾向にある．上下顎左右側ともに智歯が存在．

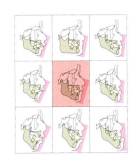

頭部X線規格写真：計測値は FMA；24.4 でフェイシャルタイプは Normal アングル，SNA；80.8，SNB；80.2，ANB；0.6，A.P.D.I.；87.2 で骨格性Ⅰ級であるが，やや Ⅲ級傾向もある．O.D.I.；57.3 で開口傾向が認められる．Interincisal Angle；126.5，U1-NA(mm)；7.7，L1-NB(mm)；6.3，U1-NA(°)；26.6，L1-NB(°)；26.3 で上下前歯歯軸および上下前歯の前後的な位置はほぼ正常である．

顔貌所見：顔貌の正中に対してオトガイは左側に偏位している．身体に対して頭部は右に傾斜．側方面観ではオトガイの後退はなく，上下口唇に突出感も認められない．Nasolabial Angle は 110°で正常の範囲である（3-3-3，4）．

治療計画：まずは紹介で来院された理由である右側上顎中切歯の根管治療を行う．根管治療による病態の改善後，歯列の審美性および顎位に問題があると思われるので，矯正治療の必要性を説明する．矯正はセットアップ模型およびボルトン分析から口蓋側へ転

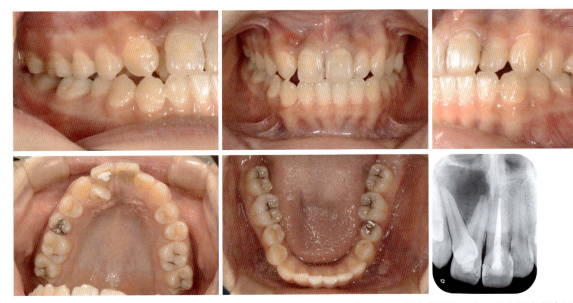

図 3-3-1　口腔内所見．右側上顎前歯歯肉に瘻孔を認めたため，デンタル X 線を撮影したところ上顎右側中切歯に大きな透過像が確認された．前医にて根管治療を行っていたが，治癒しないため，前医より紹介で来院．上顎右側側切歯は口蓋側へ転位しており，咬合関係はアングルⅢ級でオーバージェット・オーバーバイトともに＋0.5mm 程度で開口傾向であった．下顎正中は左側に偏位しており，開閉口運動時には下顎は左側へ偏位しながら動いていた．側方運動時には犬歯によるガイダンスはとれておらず，臼歯部によるガイダンスであった．顎関節の自覚症状はないが，筋触診では左側顎二腹筋後腹に圧痛を認めた．臼歯部の咬合平面はやや急峻

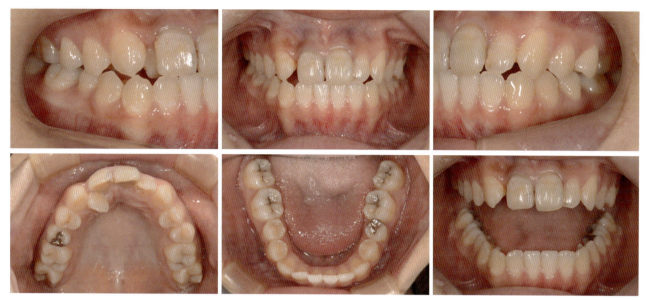
図 3-3-2　根管治療後の口腔内写真．瘻孔は消失している

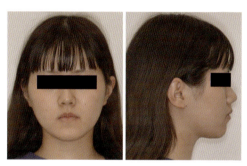
図 3-3-3　術前正面観と側方面観

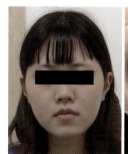
図 3-3-4

位している右側上顎側切歯は配列可能と判断し，非抜歯による矯正を計画．下顎に後退感はないので，左側へ偏位している下顎位の修正を試みる．歯列はアングルⅢ級で開咬傾向もあることで，側方運動では臼歯部によるガイダンスとなっているため，アングルⅠ級犬歯誘導獲得を目指す．

治療経過：瘻孔を伴う右側上顎中切歯は根管治療により改善がみられた．病態改善後，矯正治療を希望されたため，非抜歯による矯正治療を開始．歯列は全体的に上下とも舌側へ位置しているため，これを整直することで顎堤内に配列することで，スペースを確保し，右側上顎側切歯を配列していった．咬合は極力挙上せず，唇側にやや位置している上顎切歯を内側にやや移動することで，開咬傾向である前歯部の被蓋を改善していった．歯列はアングルⅠ級を獲得した．矯正後，上顎中切歯の変色改善のため，ホワイトニングを行なったが，右側上顎中切歯の変色は改善が乏しかったため，右側上顎中切歯は補綴にて改善を行った（3-3-5～9）．

第3章 永久歯の矯正に挑戦しよう！

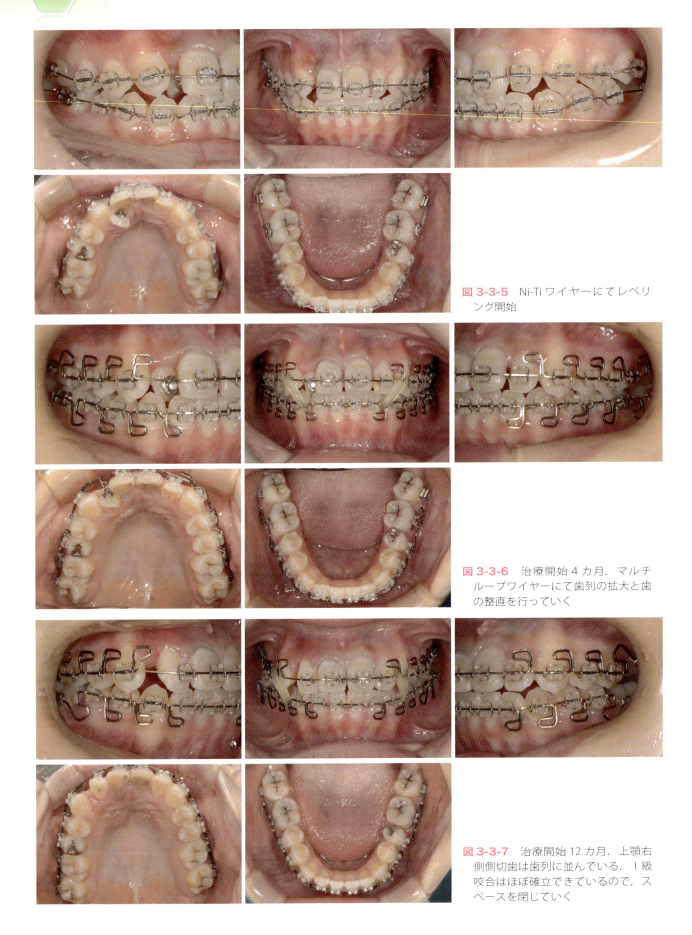

図 3-3-5　Ni-Tiワイヤーにてレベリング開始

図 3-3-6　治療開始4カ月．マルチループワイヤーにて歯列の拡大と歯の整直を行っていく

図 3-3-7　治療開始12カ月．上顎右側側切歯は歯列に並んでいる．Ⅰ級咬合はほぼ確立できているので，スペースを閉じていく

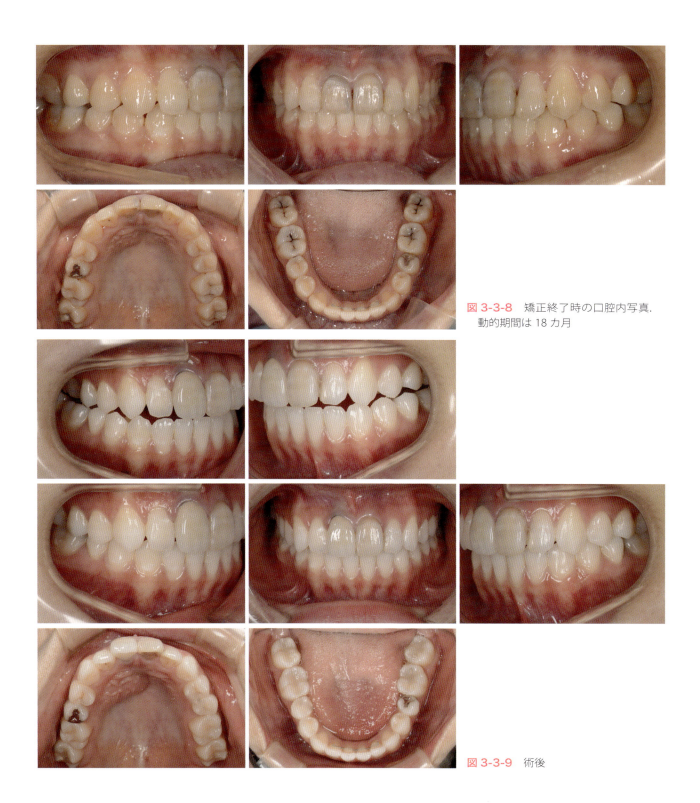

図 3-3-8　矯正終了時の口腔内写真．動的期間は 18 カ月

図 3-3-9　術後

治療の評価：矯正治療により，口蓋に転位していた右側上顎側切歯は非抜歯矯正で配列することができた．アングルⅢ級であった咬合関係はほぼⅠ級咬合になり，犬歯によるガイダンスを獲得．術前，前歯部の浅い被蓋は矯正治療後は適正な被蓋へと変化している．上下歯列とも顎骨に対してシンメトリーなアーチフォームである．術後のパノラマX線では上下顎歯間の隙間は均等になり平面が整っていることがわかる．また術前，パ

ノラマX線上では傾いていた下顎前歯は，術後は咬合平面に対し整直している．術後のNasolabial Angleはおよそ110°で術前と差異はない．また咬合が改善したことにより下口唇からオトガイにかけてはより一層，自然なS字状カーブを描き，審美的である（3-3-10）．

根管治療後のデンタルX線写真を3-3-11に示す．また，術前後のパノラマX線写真は3-3-12の通りである．

術後の頭部X線規格写真の計測値はFMA；24.8でNormalアングル．

SNA；84.6，SNB；80.9，ANB；3.7，A.P.D.I.；83.9で標準値の範囲内である．

O.D.I.；69.4で開咬傾向は改善している．

Interincisal Angle；133.5，U1-NA(mm)；3.1，L1-NB(mm)；6.0，U1-NA(°)；17.4，L1-NB(°)；25.4で前歯の歯軸，位置も標準値の範囲内である（3-3-13）．

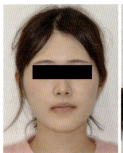
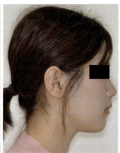

図3-3-10　術後正面観と側方面観

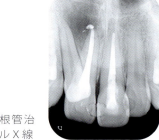

図3-3-11　根管治療後デンタルX線

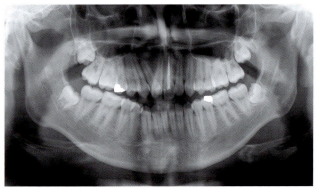
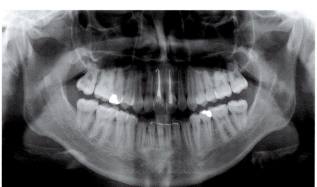

図3-3-12　術前後のパノラマX線写真

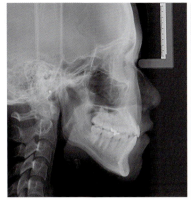
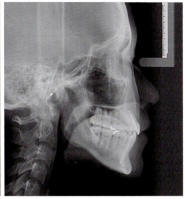

図 3-3-13　術前後のセファロ

＜本症例のポイント＞

- 一見，抜歯をしなければ歯は配列できないように感じるが，術前のセットアップ模型，ボルトン分析などを利用して，抜歯が必要なのかを見極めることが大切である．抜歯矯正を前提にした思い込みには注意したい．
- 開咬傾向の症例では，下顎が回転しないように急峻な咬合平面をフラットにし，開咬を改善する．
- 大きく転位している歯（本症例では右側上顎側切歯）は，最初からしっかりと結紮することはできないが，リンガルボタンなどを装着し，少しの矯正力がかかるだけでも良いので最初から一緒に移動させることで，スペースはできやすく，治療期間の短縮に繋がる．

症例 3-4

アングルⅠ級～ややⅢ級，骨格性Ⅰ級，開咬，NormalアングルーややHighアングル

患者概要：23歳，女性．主訴；矯正をしたい．

口腔内所見，顔貌所見，パノラマX線写真．頭部X線規格写真は，**3-4-1～4**に示す．Nasolabial Angle は115°でほぼ正常値．口唇閉鎖時においてはオトガイに過度な緊張はなし．

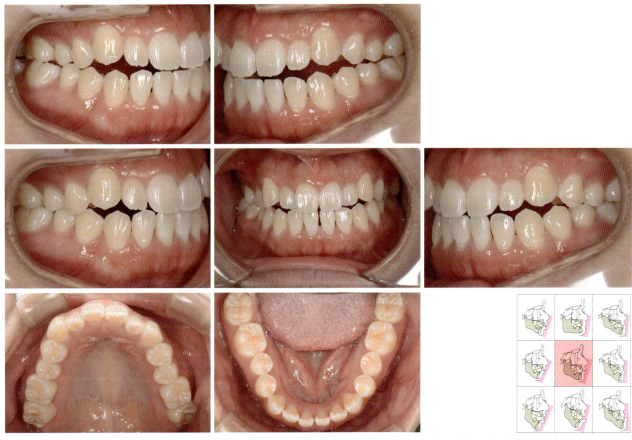

図 3-4-1 口腔内所見．前歯部は開咬傾向で，咬合はアングルⅠ級～ややⅢ級傾向．左右側上顎犬歯は上方に位置しているため，側方運動においては犬歯によるガイダンスがとれないので，大臼歯まで干渉した側方運動になっている．上顎歯列のアーチフォームは左右非対称で，左右側犬歯も非対称な位置に配列されている．オーバージェットは0～0.5mm，オーバーバイトは＋0.5～-0.5mm．上下顎堤は幅が厚いが，咬頭に顕著な摩耗は認められないので，クレンチングが疑われる．咬合平面は急峻ではなく，比較的，平坦な咬合平面である．歯は近心傾斜しているが舌側傾斜は強くない．上下顎前歯正中は揃っているが，下顎中切歯間には離開がみられる．筋触診では左右顎二腹筋後腹に圧痛を認めた

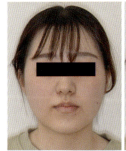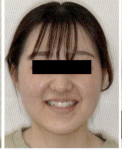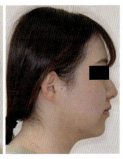

図 3-4-2 顔貌所見．顔貌の正中に対して，オトガイはやや左側に偏位している．頭部に対し，左肩は下がっている．スマイル時には上顎切端は下口唇と離れており，リップラインとは調和していない．側方の顔貌ではオトガイには後退感はないが，咬筋は発達している．上下口唇には突出感はなく，下口唇からオトガイにかけてはS字状で自然な豊隆である

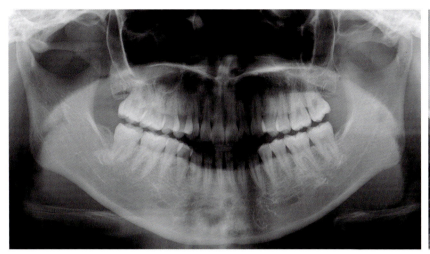
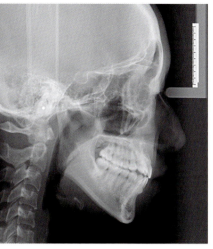

図 3-4-3　パノラマ X 線所見．下顎角はやや角度が大きいように感じる．上下顎前歯ともに正中とずれはない．上下顎歯間の隙間は臼歯部では小さく，前歯部で大きい．咬合平面に対し，歯軸には顕著な傾斜は認められない

図 3-4-4　頭部 X 線規格写真．計測値は FMA；32.7 でフェイシャルタイプは Normal アングルであるが，やや High アングルに近い．SNA；83.7，SNB；79.8，ANB；3.8，A.P.D.I.；85.3 で骨格性 I 級．O.D.I.；67.3 でやや開咬傾向である．Interincisal Angle；133.1，U1-NA(mm);2.3，L1-NB(mm)；5.9，U1-NA(°)；22.6，L1-NB(°)；20.4 で上下顎前歯歯軸および上下顎前歯の前後的な位置はほぼ正常である

治療計画：下顎角は Normal アングルのため現在の咬合高径を維持し，上下前歯部は臼歯部の咬合平面に合わせるように配列し，開咬を改善する．スマイル時，上顎前歯部は下口唇と調和していないので，下口唇と調和するように上顎前歯部の位置を決定する．
治療経過：3-4-5 以降に示す．
治療の評価：術前，やや V 字型・鞍上型であった上顎歯列のアーチフォームは矯正治療によって，左右対称となった．犬歯の位置は咬合面観において理想的な位置に左右対称に配列できていることが大切である．また術前に認められた下顎中切歯間の離開は術後，改善している．術前は臼歯 I 級・犬歯 III 級傾向であった咬合関係は，術後には臼歯 I 級関係は維持されたまま，上下犬歯関係も I 級咬合へと変化することができている．それに伴い，術前には側方運動は臼歯部による干渉となっていたが，術後は犬歯によるガイダンスを獲得することができ，術前に干渉していた臼歯部はディスクルージョンできるようになった．術後の側方顔貌では術前よりも上下口唇の突出感が減少し，E- ラインでみても鼻・上下口唇・オトガイ関係はより審美的な関係へと変化している．また術前，スマイル時に上顎前歯と下口唇は調和していなかったが，術後は下口唇と調和のとれたスマイルラインへと変化した．

第3章 永久歯の矯正に挑戦しよう！

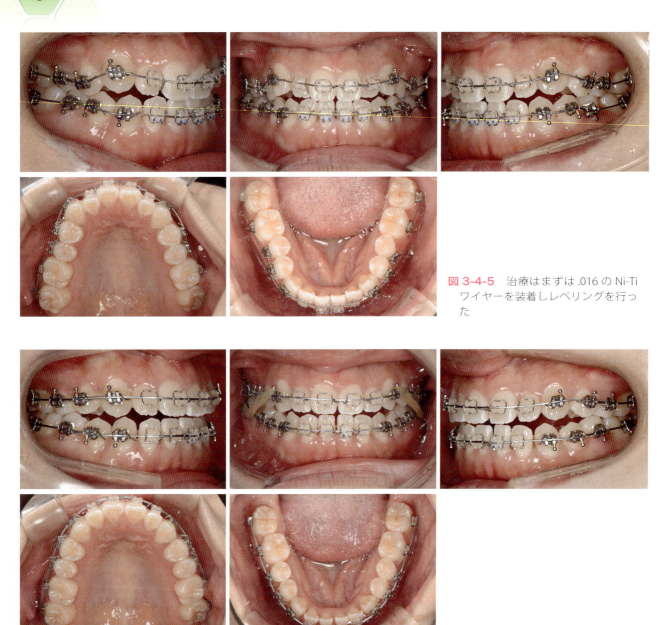

図 3-4-5　治療はまずは .016 の Ni-Ti ワイヤーを装着しレベリングを行った

図 3-4-6　その後，.016 × .022 の Ni-Ti およびステンレスワイヤーへと移行し，トルクを掛け歯軸の調整．その際，下顎が時計方向に回転しないように顎間ゴムはⅡ級ゴムとし，急峻な咬合平面の改善していく．その後，顎間ゴムをトライアングルに掛け，緊密なⅠ級咬合を構築していった．途中，大臼歯部がやや早期接触となっていたため，第二小臼歯・第一大臼歯間にステップを付与し，干渉の改善を行っている

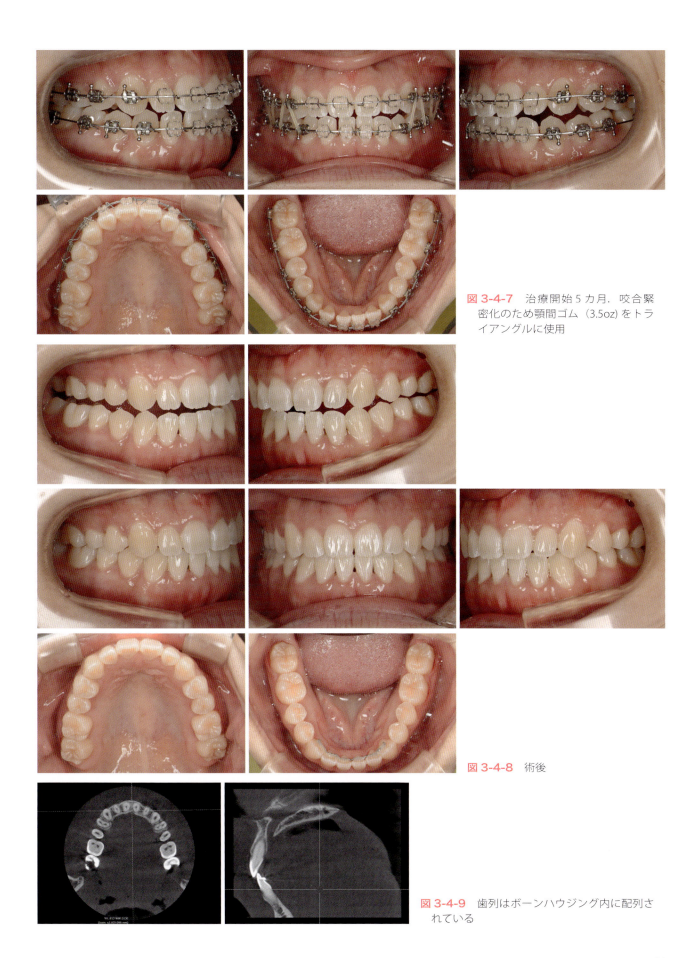

図 3-4-7 治療開始5カ月．咬合緊密化のため顎間ゴム（3.5oz）をトライアングルに使用

図 3-4-8 術後

図 3-4-9 歯列はボーンハウジング内に配列されている

第3章 永久歯の矯正に挑戦しよう！

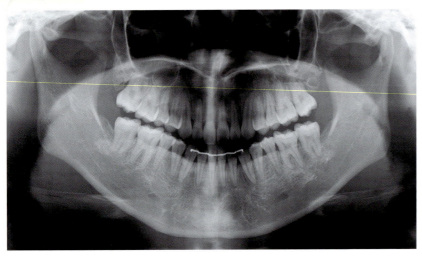

図3-4-10 術後のパノラマX線においては上下顎歯間の隙間はほぼ均等になっており，前歯部から臼歯部にかけての咬合平面は調和していることがわかる

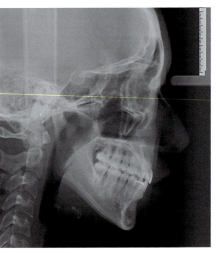

図3-4-11 術後の頭部X線規格写真の計測値はFMA；31.8でNormalアングル，SNA；87.3，SNB；83.8，ANB；3.4，A.P.D.I.；83.0で骨格性Ⅰ級．O.D.I.；70.5と変化し，開咬は改善している．Interincisal Angle；145.8，U1-NA(mm)；2.8，L1-NB(mm)；4.8，U1-NA(°)；15.2，L1-NB(°)；15.5でやや歯軸は立ったが審美的には問題なかった

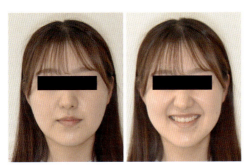

図3-4-12 術後の顔貌写真．口唇と調和したスマイルライン．咬筋・表情筋の緊張は減少している

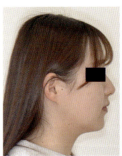

図3-4-13 術後の側方顔貌．非抜歯矯正であったが軟組織のプロファイルは審美的である

＜本症例のポイント＞
・下顎が時計方向に回転しないように顎間ゴムをしっかり使用していただき，咬合平面を平坦にすることによって，開咬を改善する
・Normalアングルでは既存の咬合高径を維持し，上下前歯部は臼歯部咬合平面に合わせるように配列していく
・上顎前歯と下口唇の調和したスマイルラインを獲得するためには，術中に下口唇のスマイル時の形状を観察し，上顎前歯のラインを調整する

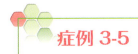

症例 3-5

アングルⅡ級1類，骨格性Ⅰ級，Lowアングル，低位咬合による下顎後退位・過蓋咬合，口呼吸

患者概要：15歳，女性．主訴；上の前歯が気になる（3-5-1）．

顔貌所見：上口唇に突出感があり，オトガイには後退感が認められる．また上口唇に対して下口唇の厚みは薄く，咬合高径の不足が推測される．スマイル時に上顎前歯は見えない．咬筋は発達している（3-5-2）．

術前のパノラマX線写真，頭部X線規格写真は，3-5-3，4に示す．

治療計画：患者は口呼吸を伴うアングルⅡ級1類のため，口呼吸改善のための筋機能訓練は必須である．低位咬合による下顎後退位・過蓋咬合・上顎の突出感・上顎前歯の審美的問題を改善するため，咬合を挙上し，アングルⅠ級咬合を構築していく．

治療経過：3-5-5〜8の通り．

術後の頭部X線規格写真ではFMA；22.3でノーマルアングル．

SNA；84.4，SNB；84.0，ANB；0.4，A.P.D.I；84.3で骨格性Ⅰ級を維持．O.D.I.；74.5となり過蓋咬合は正常被蓋へと改善した．Interincisal Angle；124.6，U1-NA(mm)；7.4，L1-NB(mm)；5.3，U1-NA(°)；30.4，L1-NB(°)；20.1となり，上顎前歯の歯軸は改善（3-5-9）．

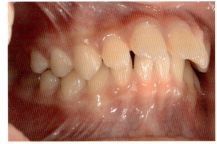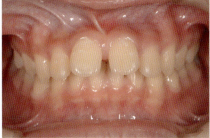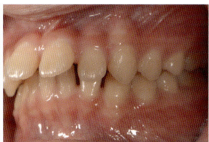
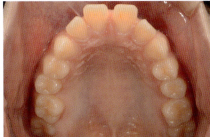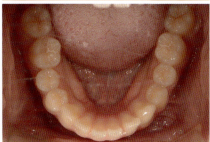

図 3-5-1　口腔内所見．上顎前歯部は唇側に傾斜し，歯間離開．オーバーバイトは＋4mm，オーバージェットは＋3mmで過蓋咬合．咬合は1歯対1歯のアングルⅡ級．前歯から臼歯にかけてのスピー弯曲は強い．低位咬合による下顎後退位が疑われる．下顎臼歯部骨幅が大きく発達しているため，クレンチングなどが疑われる

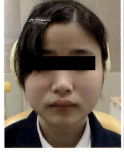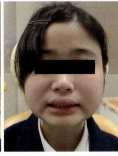

図 3-5-2　術前正面観

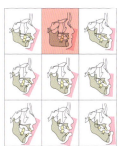

第3章 永久歯の矯正に挑戦しよう！

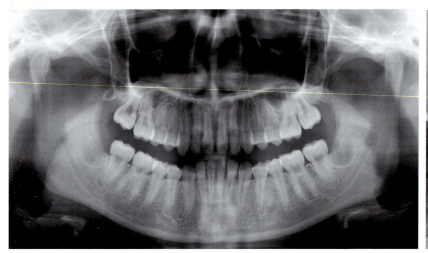

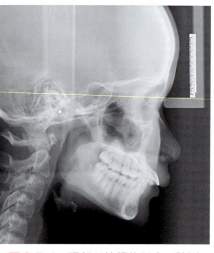

図 3-5-3 パノラマX線所見．顎関節には異常はない．咬合平面はスピー弯曲が強く，上下顎歯間の空隙は臼歯部において大きい．下顎角はLowアングルと推測できる．咬合平面に対する歯軸の傾きには問題ない

図 3-5-4 頭部X線規格写真．計測値はFMA；18.7でLowアングル．SNA；82.3，SNB；80.5，ANB；1.8，A.P.D.I；83.7で骨格性Ⅰ級．O.D.I；86.2で過蓋咬合傾向．
　Interincisal Angle；115.7，U1-NA(mm)；14.0，L1-NB(mm)；5.1，U1-NA(°)；54.6，L1-NB(°)；19.8で上顎前歯は唇側傾斜している

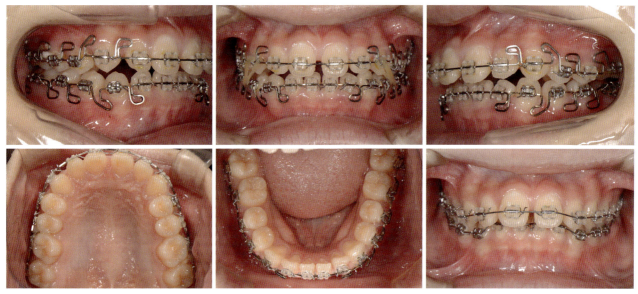

図 3-5-5 術前にスプリントにて顎位の変化を確認し，二態咬合になる危険がないかを確認後，動的治療に取りかかる

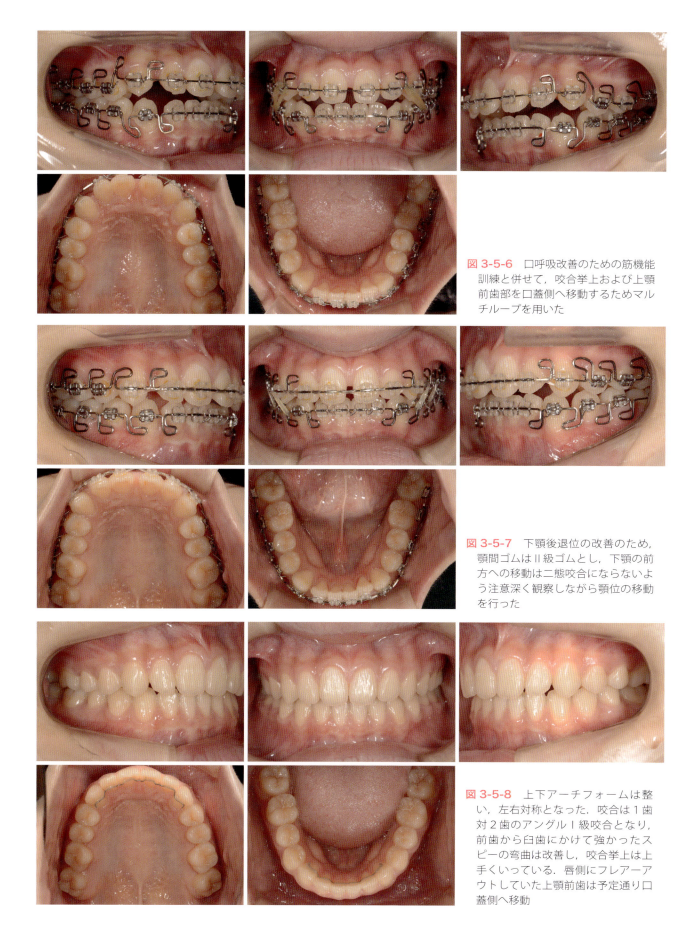

図 3-5-6　口呼吸改善のための筋機能訓練と併せて，咬合挙上および上顎前歯部を口蓋側へ移動するためマルチループを用いた

図 3-5-7　下顎後退位の改善のため，顎間ゴムはⅡ級ゴムとし，下顎の前方への移動は二態咬合にならないよう注意深く観察しながら顎位の移動を行った

図 3-5-8　上下アーチフォームは整い，左右対称となった．咬合は1歯対2歯のアングルⅠ級咬合となり，前歯から臼歯にかけて強かったスピーの弯曲は改善し，咬合挙上は上手くいっている．唇側にフレアーアウトしていた上顎前歯は予定通り口蓋側へ移動

第3章 永久歯の矯正に挑戦しよう！

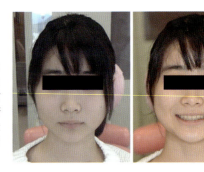

図 3-5-9 術後正面観．術前・術後の顔貌からも咬合が挙上されたことによって審美的により改善していることがうかがえる．また術前には見えなかったスマイル時の上顎前歯は術後はスマイル時に上顎前歯は見えるようになり口唇と調和した歯列を獲得することができている

＜本症例のポイント＞

- Low アングル（咬合低い）で骨格性の過蓋咬合のため，咬合挙上による過蓋咬合の改善が必要
- アングルⅡ級1類で口呼吸を伴うため，スムーズな歯の移動および術後の咬合安定のために鼻呼吸への改善が必要（筋機能訓練）
- Ⅱ級ゴムで下顎位を前方に移動する際は二態咬合にならないよう，術前にスプリントによる移動の目安をつける．一気に咬合挙上を行うと適正な下顎位を見落としてしまい二態咬合となりやすいので，咬合挙上は少しづつ丁寧に行う．
- 主訴である上顎前歯の突出感は小臼歯抜歯を行い歯列を縮小して突出感を改善するのではなく，下顎後退位の症例は可能であれば咬合を挙上し，下顎を前方へ適応させながら上顎前歯を口蓋側へ移動することでより顔貌においても審美的で機能的な咬合を獲得することができる．

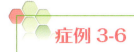

症例 3-6

アングルⅡ級Ⅱ類，骨格性Ⅰ級，Normal アングル
上顎前歯の舌側傾斜による下顎後退位，歯槽性過蓋咬合

患者概要：18歳，男性．主訴；歯並びを治したい（3-6-1）．

顔貌所見：正面観ではほぼ左右対称．オトガイには後退感があり，相対的に上口唇が突出しているように感じる．上口唇はやや厚い．正面観におけるオトガイの偏位はない（3-6-2）．

口腔内所見，パノラマX線写真，頭部X線規格写真を3-6-3〜5に示す．

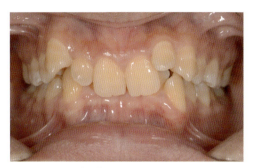

図 3-6-1　術前

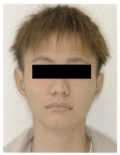

図 3-6-2　術前正面観と側方面観

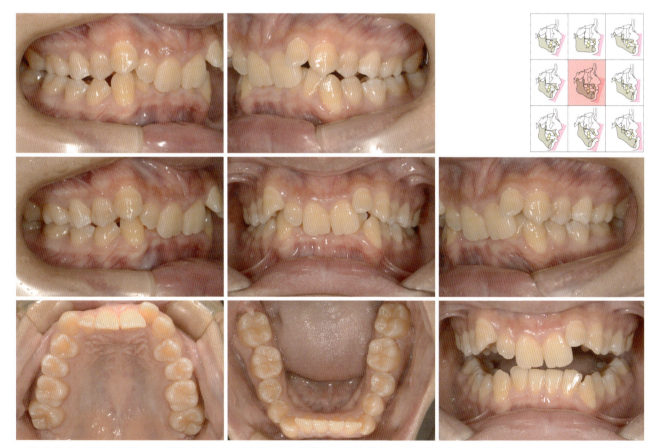

図 3-6-3　口腔内所見．上下顎前歯ともに舌側方向に傾斜し，歯軸が立っている．オーバーバイトは＋6 mm で顕著な過蓋咬合である．咬合は1歯対1歯のアングルⅡ級でスピー弯曲は強い．側方運動では犬歯誘導はとれず，第二大臼歯まで接触する偏心運動となっている．歯列のアーチフォームはU字型とはなっておらず方形．上顎前歯の舌側傾斜により下顎は後退位となっている．頬粘膜に圧痕が認められるためクレンチングの可能性が考えられる

第3章 永久歯の矯正に挑戦しよう！

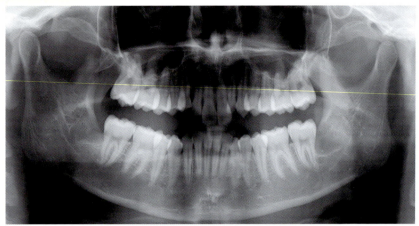

図 3-6-4 パノラマX線所見．下顎頭に異常はない．上下歯間の空隙は臼歯部において顕著に大きい．下顎角はNormalアングルと推測できる．正中に対し，上下顎前歯ともに左側への傾斜が認められる．咬合平面に対する歯軸の傾きには大きな異常は認められない

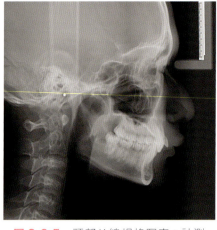

図 3-6-5 頭部X線規格写真：計測値は FMA；23.7 で Normal アングル，SNA；84.2，SNB；79.8，ANB；4.4，A.P.D.I；80.7 で骨格性Ⅰ級．O.D.I；86.6 で過蓋咬合傾向．
Interincisal Angle；173.2，U1-NA(mm)；-1.9，L1-NB(mm)；-1.3，U1-NA(°)；-1.8，L1-NB(°)；4.2 で上下顎前歯の舌側傾斜を示した

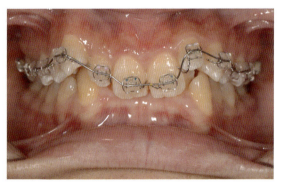

図 3-6-6 治療開始

治療計画：本症例の過蓋咬合は咬合が低く，下顎が反時計回りに回転している骨格性の過蓋咬合ではなく，上下顎前歯が過剰に挺出していることによる過蓋咬合である．そのため臼歯部の咬合挙上よりも上下顎前歯部の圧下を中心に行い，顕著な過蓋咬合を改善していく．

前歯の圧下および上顎前歯を唇側方向へ傾斜させることによって，下顎が前方適応できるスペースを作り，下顎後退位を同時に改善していく．

治療経過：3-6-6～9に示す．

治療の評価：術前は方形であった上下顎歯列のアーチは，術後はU字型でほぼ左右対称となった．歯槽性の過蓋咬合は上下顎前歯部を圧下することによって，スピー湾曲は平坦に近づき改善することができた．本症例では臼歯部咬合挙上は顕著には行っていないが，舌側に傾斜していた上顎前歯を唇側に移動することで下顎を前方適応することができている（3-6-10）．

下顎の前方適応できたことで咬合はアングルⅠ級咬合を構築することができ，側方運動においては，術前は第二大臼歯まで接触していたが，術後は犬歯による側方ガイドがとれるようになり，側方運動時の臼歯部離開が得られた．術後の顔貌は顕著な咬合高径の増加は感じられないが，術前にあったオトガイの後退感は改善し，下顎後退位が改善していることがわかる．相対的にみられた上口唇の突出感も下顎の前方適応に伴い，上口唇の突出感は改善している．

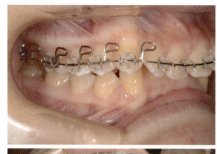 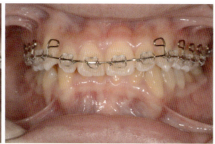 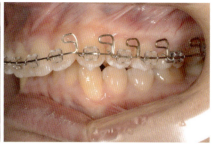

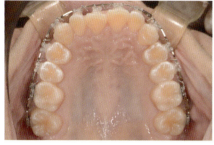

図 3-6-7　治療経過．まずはレベリングのため形状記憶ワイヤー（Ni-Ti）を用いる．その後，上下顎前歯の圧下と同時に上顎前歯を唇側方向へ移動．下顎が前方適応できるスペースを確保したのち，マルチループワイヤーでⅡ級顎間ゴムを使用し，下顎の前方適応を試みる．1歯対2歯のⅠ級咬合を構築するため，パワーチェーンで細かい歯の位置を仕上げていく．側方運動時に犬歯誘導がとれるよう，犬歯の位置には細心の注意をはらう

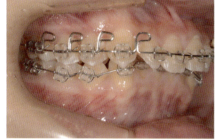 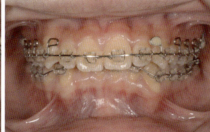 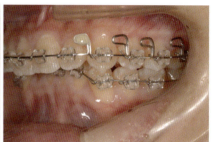

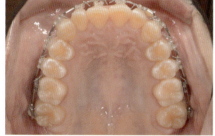 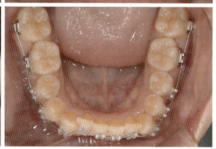

図 3-6-8　治療開始5カ月．上顎前歯の位置・傾斜がやや改善してきたところで，下顎のレベリング開始

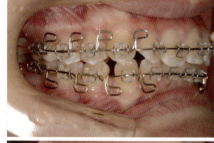 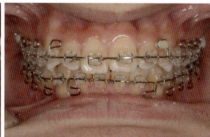 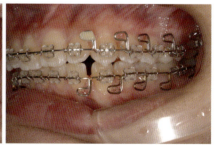

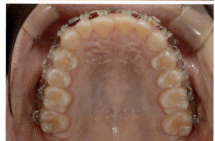 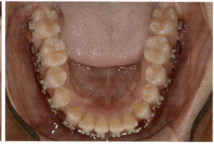

図 3-6-9　治療開始10カ月．上下マルチループワイヤーにて咬合挙上は極力しないようにⅠ級咬合を構築していく

第3章 永久歯の矯正に挑戦しよう！

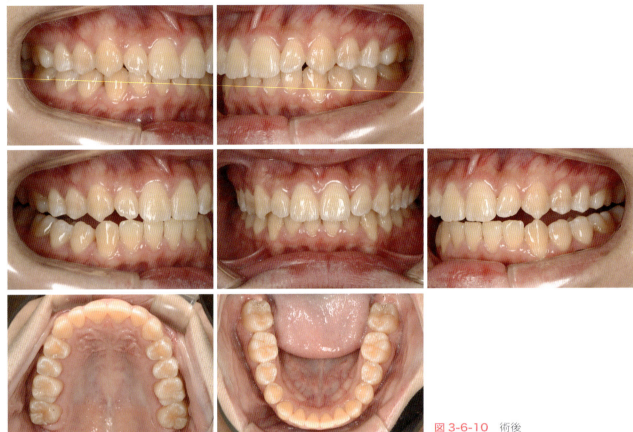

図 3-6-10　術後

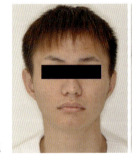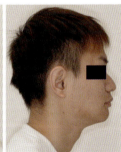

図 3-6-11　術後正面観と側方面観

＜本症例のポイント＞

- ほぼ Normal アングルの歯槽性過蓋咬合であるため，咬合挙上よりも前歯部の圧下を中心に行う．
- 下顎後退位の改善のために上下前歯のオーバージェットを術中にあえてつけ，下顎の前方適応をⅡ級ゴムにて促す．
- Normal アングルで咬合を挙上し過ぎ，Ⅰ級咬合を構築しようとすると二態咬合を作ってしまう可能性があるので注意が必要．
- 前歯の圧下にとらわれすぎて，Ⅰ級咬合関係，特に上下犬歯関係があまくならないように過蓋咬合が改善した後に咬合の構築に留意する（犬歯誘導獲得）．

症例 3-7

アングル I 級，骨格性 II 級，High アングル，開咬，舌突出癖，左右上顎第二大臼歯萌出不全，右側下顎第二乳臼歯残存，右側第二小臼歯埋伏，下顎後退位

患者概要：16 歳，女性．主訴；検診（3-7-1）．
　パノラマ X 線写真，頭部 X 線規格写真，CT は，3-7-2 〜 4 に示す．

顔貌所見：正面観では左右対称．上口唇は突出感．オトガイには後退感がある．
　Nasolabial Angle は 115°で突出してない．これはオトガイの後退感によって見かけ上，口唇に突出感があるように見えてしまう．

治療計画：残存している下顎右側第二乳臼歯の抜歯を行い，埋伏している右側第二小臼歯を牽引し，本来の位置に配列させる．本症例は High アングルで開咬傾向を示しているので，大幅な咬合挙上を行うとより開咬傾向は強まる可能性が考えられるため，咬合挙上を極力しないよう注意し，急峻な咬合平面を平坦にすることに留意する．オトガイには後退感があるため，下顎を前方に適応したいのだが，下顎頭には形成不全があるため大幅な顎位の変更はできない．そのため，下顎位がより後方に偏位しないよう，少量

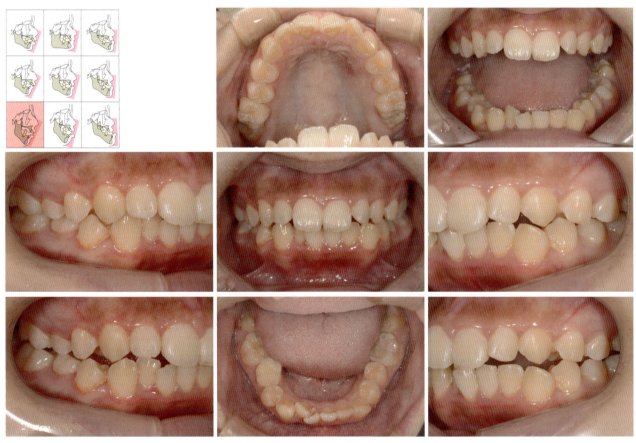

図 3-7-1　口腔内所見．検診で来院．咬頭嵌合時，臼歯のみの接触で前歯は咬合していない．前歯には叢生，咬合関係はアングル I 級．臼歯部は全体的に近心傾斜．下顎右側第二乳臼歯は残存しており，頭部位の後継永久歯である第二小臼歯は確認できない．側方運動時には犬歯によるガイドはなされず，大臼歯まで接触するガイドとなっている．左右側上顎第二大臼歯は近心に傾斜しており，萌出不全であった．下顎の歯列アーチは臼歯部が舌側傾斜しているため，やや鞍上型のアーチフォームを呈している．臼歯部骨幅は頬舌側に広いためクレンチングの習慣も推測される．また嚥下時には顕著ではないが，やや舌突出の傾向が認められる．開口量はやや少なく（K7），開口時には下顎は左側へ偏位する

101

第3章 永久歯の矯正に挑戦しよう！

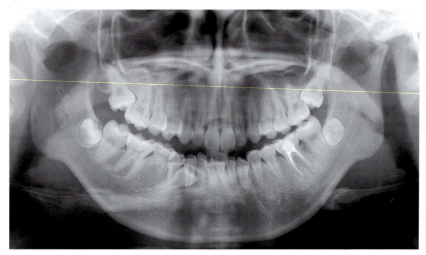

図 3-7-2　パノラマX線所見．左右側下顎頭は非常に細く，左右側下顎頭の形成不全が認められる．上下歯間の空隙は全体的に不均一であり，咬合平面の乱れが推測できる．下顎角はHighアングル傾向で，また下顎角には発達がみられるため，やはりクレンチングが疑われる．正中に対し，下顎中切歯は右側へ傾斜している．左右側下顎智歯の埋伏．口腔内では確認できない下顎右側第二小臼歯は先天欠如ではなく，顎骨内に埋伏しているのが確認された

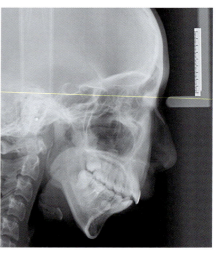

図 3-7-3　頭部X線規格写真．計測値はFMA；51.6でフェイシャルタイプはHighアングル，SNA；76.7，SNB；67.9，ANB；8.8，A.P.D.I；63.8で上下やや劣成長の骨格性Ⅱ級．

　O.D.I.；66.1で開口傾向を示した．Interincisal Angle；108.6，U1-NA(mm)；2.2，L1-NB(mm)；11.4，U1-NA(°)；20.6，L1-NB(°)；42.1でやや下顎前歯は唇側傾斜している

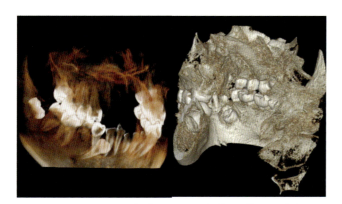

図 3-7-4　CT所見．埋伏している右側下顎第二小臼歯を確認するため，CT撮影を行った．埋伏している第二小臼歯は第一小臼歯から犬歯の位置に近心方向に傾斜しており，同部位の舌側に埋伏しているのが確認された．埋伏している第二小臼歯の影響で，他の歯の根吸収は生じていない

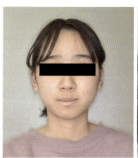
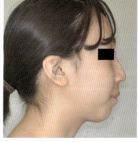

図 3-7-5　術前の正面観と側方面観

でも可能であれば下顎を前方に移動し，適応を試みる．また，嚥下時に舌突出癖があり，これが開咬の原因になっていると考えられる．この舌突出癖を改善するため，筋機能訓練を併せて行う．

治療経過：Ni-Tiワイヤーによるレベリングが進んだところで，残存している右側第二乳臼歯を抜歯．第二乳臼歯の抜歯時に舌側歯肉を剥離し，埋伏している第二小臼歯を明示後，牽引するためのキャプリンフックを装着．右側第二小臼歯が歯列に入ってきたところで，マルチループへとワイヤーを交換．右側第二小臼歯の捻転を改善するために舌側にリンガルボタンを装着．捻転の改善とともに，近心に傾斜し萌出不全となっている上顎第二大臼歯を直立させて行き，急峻な咬合平面も平坦にしていく．犬歯の位置および前歯の歯軸に注意しながら仕上げていく（3-7-6〜12）．

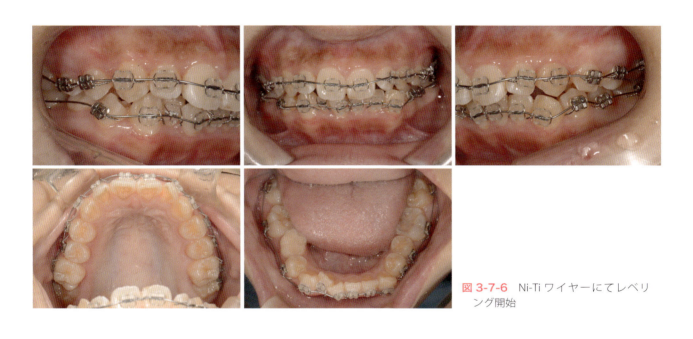

図 3-7-6　Ni-Tiワイヤーにてレベリング開始

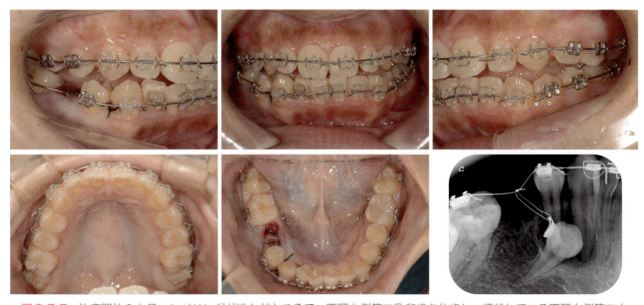

図 3-7-7　治療開始2カ月．レベリングが進んだところで，下顎右側第二乳臼歯を抜歯し，埋伏している下顎右側第二小臼歯の牽引開始（キャプリンフックを装着）．

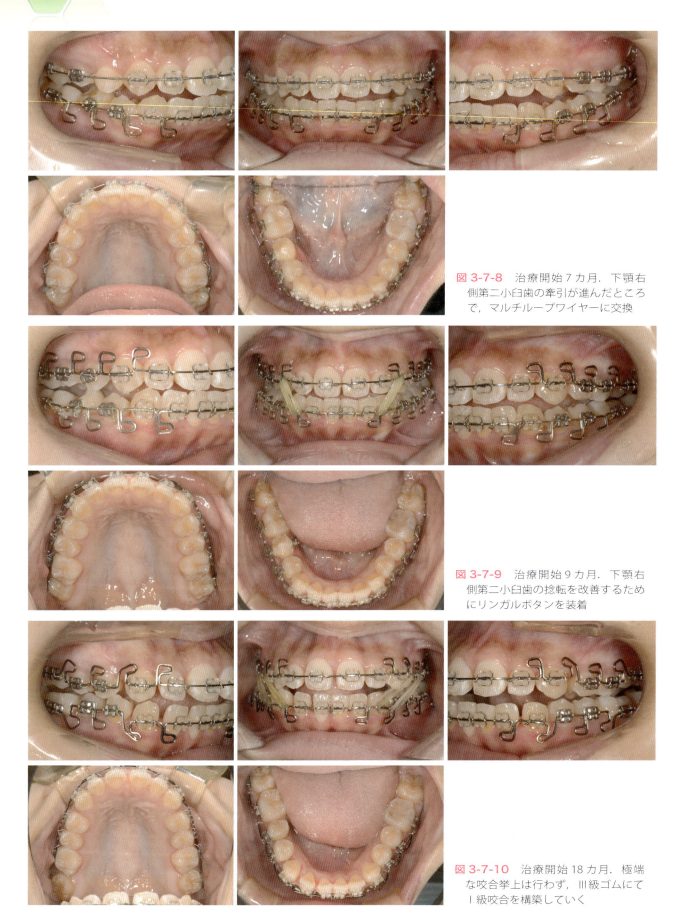

図 3-7-8　治療開始7カ月．下顎右側第二小臼歯の牽引が進んだところで，マルチループワイヤーに交換

図 3-7-9　治療開始9カ月．下顎右側第二小臼歯の捻転を改善するためにリンガルボタンを装着

図 3-7-10　治療開始18カ月．極端な咬合挙上は行わず，Ⅲ級ゴムにてⅠ級咬合を構築していく

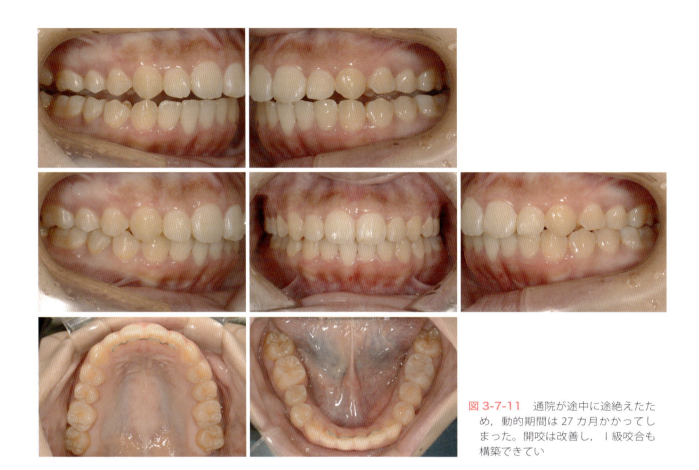

図 3-7-11 通院が途中に途絶えたため，動的期間は 27 カ月かかってしまった．開咬は改善し，Ⅰ級咬合も構築できてい

治療の評価：埋伏していた右側第二小臼歯は牽引され，歯列内に配列することで，1歯対2歯咬合を構築することが可能となった．急峻であった咬合平面は平坦化し，開咬を改善することができている．側方運動は犬歯によるガイダンスとなり，側方運動時には臼歯部の離開を得ることができている．術後のパノラマX線写真から，上下歯の空隙は均一になり平面が整ったことがわかる（3-7-13）．術後の頭部X線規格写真では，FMA；51.6 で High アングル．咬合高径に大きな変化なし（3-7-14）．

SNA；77.3，SNB；71.9，ANB；5.5，A.P.D.I；70.1 で骨格性Ⅱ級．劣成長やや改善．

O.D.I.；74.5 となり開咬は改善し，正常被蓋．

Interincisal Angle；131.5，U1-NA(mm)；4.5，L1-NB(mm)；7.1，U1-NA(°)；19.3，L1-NB(°)；29.8 で前歯歯軸はほぼ改善．

術後の CT 所見では牽引した右側下顎第二小臼歯および他の歯も顎骨内に配列できている．術後はオトガイの後退感は減少し，下顎はやや前方に適応している（3-7-15）．また口唇の形も対称に変化した．術後は開口量，開閉口速度ともに術前よりも増加した．術後，Nasolabial Angle は 105°へと変化し，口唇の突出感は改善した．

術後の正面観．側方面観は 3-7-16 に示す．また，K7 の術前後比較は 3-7-17 の通りである．

第 3 章　永久歯の矯正に挑戦しよう！

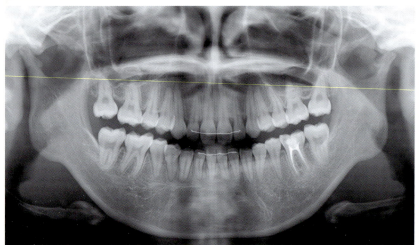
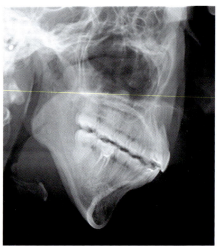

図 3-7-13　術後のパノラマ X 線写真．傾斜して萌出していた上顎第二大臼歯も整直することができている

図 3-7-14　術後の頭部 X 線規格写真．咬合高径に大きな変化ない

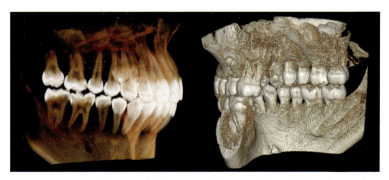
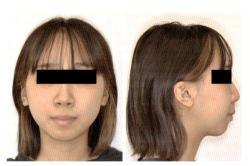

図 3-7-15　術後の CT．埋伏していた右側下顎第二小臼歯は歯槽骨内に配列し，根吸収もない

図 3-7-16　術後正面観と側方面観

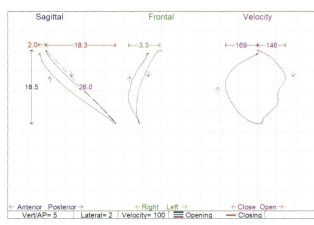
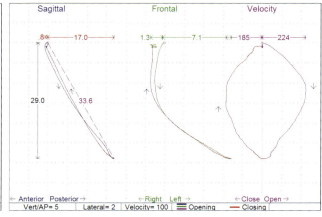

図 3-7-17　術前，術後の K7．開口量・開口スピードともに大幅に増大している

106

<本症例のポイント>

- 埋伏している歯の位置はCTにて的確に把握しておき，フックを装着する大まかな位置は術前にシミュレーションしておく．
- Highアングルの開咬は，咬合を挙上すると開咬がより悪化する可能性があるので，急峻な咬合平面を平坦にするだけで，咬合挙上はあまり行わない．
- 下顎劣成長の場合はアンテリアカップリングを獲得するため，上顎前歯の歯軸はやや立て，下顎前歯の歯軸はやや唇側に傾斜するイメージで行う．
- 開咬の患者では舌癖を伴うことが多いので，術前に舌癖の有無を確認し，舌癖があれば筋機能訓練を行う必要がある．

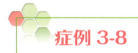

症例 3-8　　アングルⅡ級，骨格性Ⅱ級，Highアングル，上下口唇突出

患者概要：29歳，女性．主訴；歯並びを治したい　口が出ているのが気になる．矯正希望．（3-8-1）

治療計画：非抜歯でも上下顎口唇の突出感はある程度改善できると考えた．しかし，骨格性Ⅱ級のため非抜歯で治療をするには下顎位が術前よりも前方へ適応する必要がある．適応できなければ上下顎前歯は届かないのでアンテリアカップリングを得ることは難しい．術前にディプログラマーを用いることで，下顎位が前方に適応できるのかを判断することが重要になってくる．ディプログラマーを使用した結果，下顎位は既存の位置から前方へはほとんど変化はなかったので，下顎位の前方適応は困難な症例と判断．そのため，小臼歯抜歯による矯正治療を選択することとした．

　口腔内所見，パノラマX線写真，頭部X線規格写真，顔貌は，3-8-2〜5に示す．

治療経過：Ni-Tiワイヤーにてレベリング後に.016×.022のNi-Ti及びステンレスワイヤーにて歯列を整え，スペースを閉じていく．

治療経過：3-8-6〜9に示す．

治療の評価：小臼歯を抜歯することで，上顎前歯を口蓋側へ移動することで唇側に傾斜していた上顎前歯を改善することができている．術前，E-ラインよりも突出していた上下顎口唇は術後はE-ライン内におさまり，患者の主訴は改善．術後のNasolabial angleは105°となりより審美的な数値へと変化した．抜歯矯正の場合は歯列アーチは小さくなり，結果，舌房を狭め舌が後退しやすい．この舌の後退を極力防ぐために，歯列の幅径は小さくならないような配列を心掛けると良い．本症例においては歯列の長径は短くなっているが，幅径に関してはV字歯列だったものがU字歯列へと変化することで，舌の形・位置は安定していることがわかる（3-8-10, 11）．

第3章 永久歯の矯正に挑戦しよう！

＜本症例のポイント＞

・まずは非抜歯での治療も考えるが，術前にディプログラマーにて診査の結果，下顎位の前方適応が困難な場合は小臼歯抜歯を考慮する必要がある．

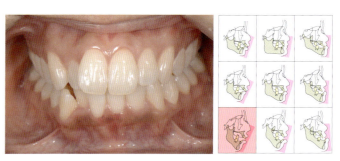

Highアングル　骨格性Ⅱ級　歯列Ⅲ級

抜歯矯正
上顎前歯を後退
Ⅱ級仕上げ

図 3-8-1　患者情報

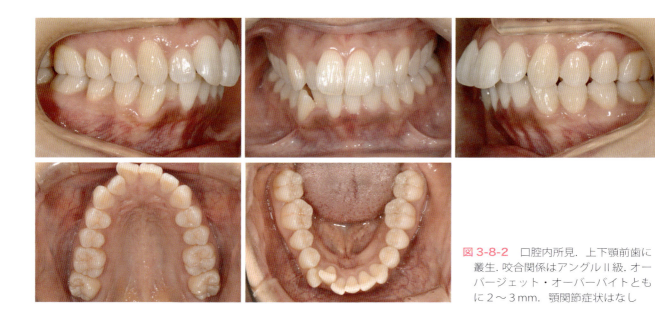

図 3-8-2　口腔内所見．上下顎前歯に叢生．咬合関係はアングルⅡ級．オーバージェット・オーバーバイトともに2～3mm．顎関節症状はなし

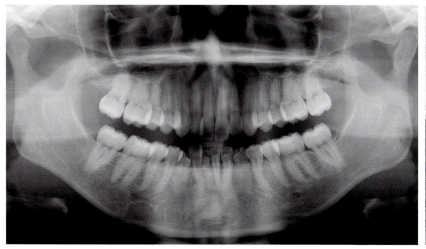

図 3-8-3　術前のパノラマ X 線写真

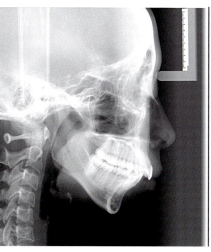

図 3-8-4　頭部 X 線規格写真．計測値は FMA；36.0 でフェイシャルタイプは High アングル，SNA；82.7，SNB；74.3，ANB；7.9，A.P.D.I.；76.3 で骨格性 II 級，O.D.I.；71.5．Interincisal angle；123.4，U1-NA(mm)；5.2，L1-NB(mm)；9.4，U1-NA(°)；19.5，L1-NB(°)；28.7 で上下前歯は唇側に位置している

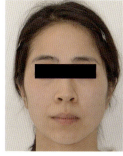
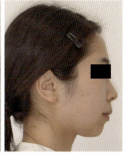

図 3-8-5　術前の正面観と側方面観．正面観からオトガイは右側へ偏位しており，口角は右上がりになっている．側方面観では上下口唇とも E- ラインから出ており上下口唇の突出が認められる．この突出感を改善することが患者の希望であった．Nasolabial angle は 98°

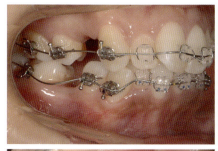
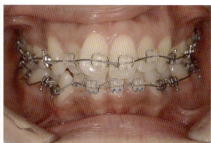
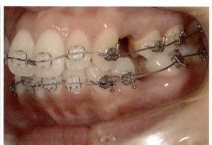
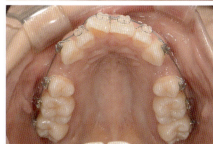
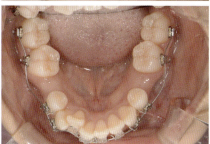

図 3-8-6　Ni-Ti ワイヤーによるレベリング後，.016 × .022 の Ni-Ti およびステンレスワイヤーにて歯列を整えスペースを閉じていく

第 3 章　永久歯の矯正に挑戦しよう！

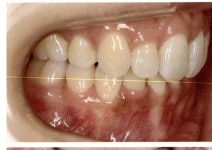
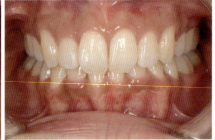
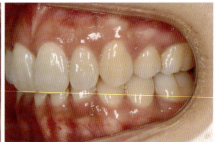
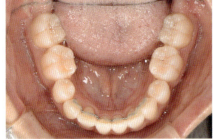
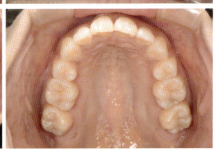

図 3-8-7　治療終了時．動的期間は20 カ月．適切に診断を行えば，抜歯矯正であっても治療期間は長くない

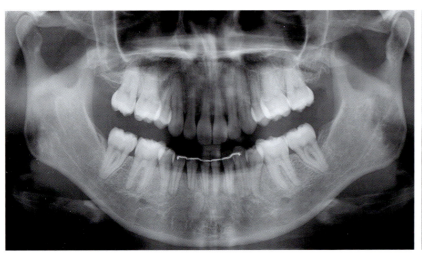

図 3-8-8　術後のパノラマ X 線写真

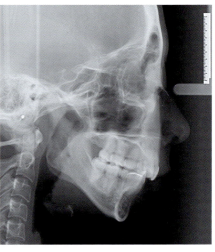

図 3-8-9　術後の頭部 X 線規格写真の計測値は FMA；32.8 で咬合高径はやや下がり下顎が半時計方向に回転したことで High アングル傾向は弱まった．SNA；82.4，SNB；75.1，ANB；7.3，A.P.D.I.；71.8 で骨格性 II 級ではあるが傾向は少し弱まっている．

O.D.I.；71.3．Interincisal angle；138.0，U1-NA(mm)；-1.9，L1-NB(mm)；3.6，U1-NA(°)；6.0，L1-NB(°)；17.7．上顎前歯が口蓋側へ移動したことがわかる

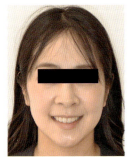
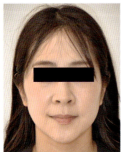

図 3-8-10　術後のスマイル時

図 3-8-11　術後の正面観と側方面観

症例 3-9

アングルⅢ級, 骨格性Ⅲ級, 開咬傾向, やや High アングル, 右側上顎犬歯低位唇側転位

患者概要：13歳, 女性. 主訴；顎が痛い. 歯並びが気になるので矯正をしたい（3-9-1）
治療計画：骨格性Ⅲ級のため外科矯正が必要な症例に思えるが, 上顎の前歯は口蓋側に位置しているため, 上顎前歯を唇側に移動することでⅢ級傾向を改善できるのではないかと考えた. セットアップ模型にて術前に診査をし, ANB は -1.5 であったため非外科・非抜歯にて治療が可能であることを確認した. また上下前歯部を挺出することで開咬の改善をはかることとした.
治療経過：上顎前歯を唇側に移動させることにより, 右側上顎犬歯の配列スペースを構築. 犬歯が配列してきたところで, 臼歯部の咬合高径が挙上しないように顎間ゴムを使用. 上顎前歯の位置・傾斜は口唇の豊隆具合を意識しながら調整した（3-9-2 ～ 9）.
治療の評価：術前, 非対称であった上顎歯列は左右対称に変化し, 低位唇側転位であった上顎右側犬歯は非抜歯にて歯列に配列することができている. また術前には犬歯・臼歯部関係は顕著なⅢ級関係であったが, 術後は犬歯・臼歯部関係はⅠ級関係へと改善. 上下顎前歯正中も揃い, また開咬傾向は改善し前歯のオーバージェット, オーバーバイトも正常な被蓋を獲得することができている. 術後のパノラマ X 線においては上下歯間の隙間は均等になっており, パノラマ X 線からも開咬傾向が改善していることがわかる. 正面顔貌においては, 短かった口唇の横幅は拡り, 鼻の横幅：口唇の横幅はほぼ 1：1.6 で黄金比率で審美的になっている. 術後の側方顔貌は術前よりも口唇の突出感は減少し, E- ラインにおいてもより審美的に変化しているのがわかる. Nasolabial Angle は術前 75°と小さかったが, 術後は 90°へと変化し審美的な値へと改善している. 上顎前歯は挺出しているが, 術後のスマイル時の前歯の見え方も下口唇と調和したスマイルラインである. 矯正後, 顎関節の痛みはなく改善している（3-9-10）.

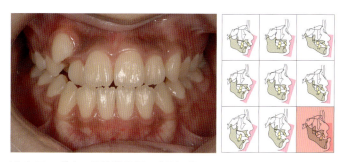

High アングル　骨格性Ⅱ級　歯列Ⅲ級

上顎歯列を拡大
咬合挙上はしない
前歯を挺出

図 3-9-1　患者情報

第 3 章　永久歯の矯正に挑戦しよう！

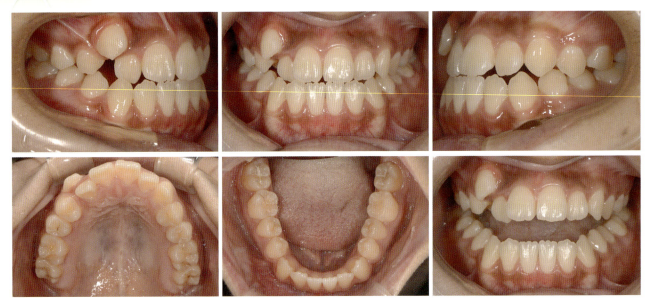

図 3-9-2　口腔内所見．前歯部は開咬．臼歯・犬歯咬合関係はアングルⅢ級．上顎右側犬歯は低位唇側転位．前歯から臼歯にかけて咬合平面は急峻である．左右側上顎側切歯は口蓋側に転位している．上顎右側中切歯にはやや捻転．上下顎前歯正中はそろっておらず正中のズレが認められる．下顎歯列のアーチフォームはほぼ左右対称であるが，上顎歯列アーチフォームは左右非対称．オーバージェットは 0〜0.5mm，オーバーバイトは 0〜0.5mm．歯に咬耗はなく，本人も認識していたが習慣的に日中の食いしばりがあり，また睡眠時のクレンチングも疑われる．開咬のため犬歯は咬合に関与しておらず，側方運動時には犬歯によるガイダンスはとれず，臼歯部によるガイダンスとなっている

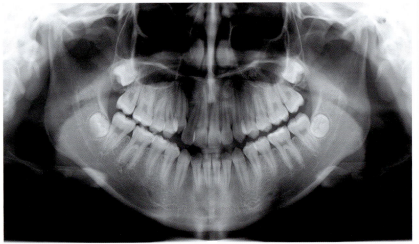

図 3-9-3　パノラマ X 線所見．下顎角はやや発達しており，角度はやや大きく High アングル傾向と予想できる．正中に対し，下顎前歯はほぼ一致しているが，上顎前歯は正中に対し右側に位置している．上下歯間の隙間は臼歯部に比較して前歯部は大きく，パノラマ X 線からも開咬傾向がうかがえる

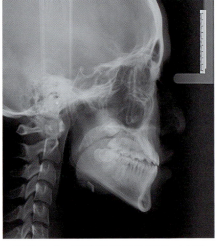

図 3-9-4　頭部 X 線規格写真．計測値は FMA；29.3 でフェイシャルタイプは Normal アングルであるが，やや High アングルに近い．SNA；90.8，SNB；92.3，ANB；-1.5，A.P.D.I.；89.9 で骨格性Ⅲ級．O.D.I.；57.2 で開咬傾向が強い．Interincisal Angle は 129.6，U1-NA(mm)；7.5，L1-NB(mm)；4.0，U1-NA(°)；34.5，L1-NB；4.0 で上下顎前歯歯軸は標準値であるが，上顎前歯はやや唇側に傾斜している

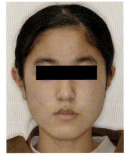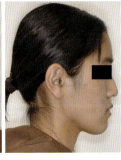

図 3-9-5　術前の正面観と側方面観．側方顔貌において，下顎オトガイは突出している．E- ラインは上下口唇ともに突出しており，Nasolabial Angle は 75°と標準値よりも小さく，やはり上口唇も突出している．正面顔貌では，口唇の横幅は短い．これは上下顎口唇の突出が強いために生じている

112

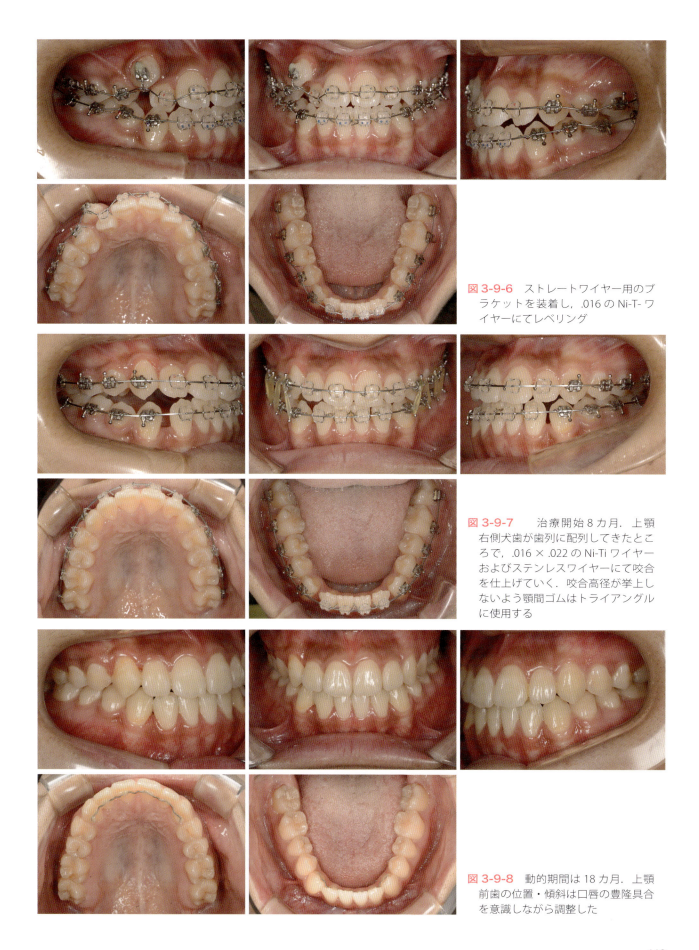

図 3-9-6　ストレートワイヤー用のブラケットを装着し，.016 の Ni-T- ワイヤーにてレベリング

図 3-9-7　治療開始 8 カ月．上顎右側犬歯が歯列に配列してきたところで，.016 × .022 の Ni-Ti ワイヤーおよびステンレスワイヤーにて咬合を仕上げていく．咬合高径が挙上しないよう顎間ゴムはトライアングルに使用する

図 3-9-8　動的期間は 18 カ月．上顎前歯の位置・傾斜は口唇の豊隆具合を意識しながら調整した

第3章 永久歯の矯正に挑戦しよう！

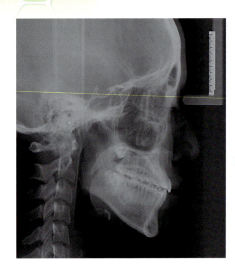

図 3-9-9　術後の頭部X線規格写真の計測値はFMA；29.0でNormalアングルで変化なく，治療計画通り咬合挙上されていないことがわかる．SNA；80.9，SNB；80.5，ANB；0.5，A.P.D.I.；76.8となり，術前には骨格性Ⅲ級であったものがほぼ骨格性Ⅰ級へと数値を改善することができている．O.D.I.；70.2で顕著に認められた開咬傾向も大幅に改善している．Interincasal Angle；139.3，U1-NA(mm)；4.7，L1-NB(mm)；2.4，U1-NA(°)；26.4，L1-NB(°)；13.9で術前と比較して上下前歯の位置・角度ともに大幅な改善が認められる

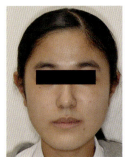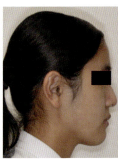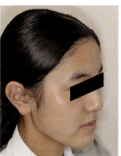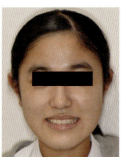

図 4-9-10　術後正面観，側方面観，スマイル時

＜本症例のポイント＞

・骨格性Ⅲ級であったため下顎の歯列アーチは拡大せず，上顎を拡大し上顎臼歯部を後方へ移動することで犬歯の低位唇側転位を改善する
・上顎を顎骨に対し理想的な位置に配列したときに上下顎間関係がⅠ級咬合を構築することが可能なのかを術前にセットアップ模型で確認する
・開咬が増大しないように顎間ゴムを利用し，下顎が時計方向に回転しないように留意する
・術前の顔貌にて口唇の幅：鼻の幅を観察し，前歯部の位置・傾斜が顔貌に影響を与えていないかを頭部X線規格写真と併せて診断する
・口唇の突出が改善することにより，見かけ上，鼻が高くなりより審美的になる

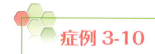

症例 3-10　アングルⅢ級，骨格性Ⅲ級，開咬傾向，叢生　骨格性Ⅲ級　歯列Ⅲ級　Highアングル

患者概要：31歳，女性．主訴；歯並びが気になる．（3-10-1）

治療計画：顔貌，口腔内からは一見，外科矯正の適応に感じるⅢ級症例であるがセファロ分析の結果，ANB；－0.9，A.P.D.I.；83.5 であったため，非外科の一般矯正で対応可能と判断．しかし，歯・顎堤の関係からは非抜歯での矯正は困難と判断したため，小臼歯抜歯による矯正を計画．下口唇の突出を改善するために，下顎の抜歯スペースは主に下顎6前歯の舌側移動に使用することとした．下顎大臼歯は遠心に移動する計画はないため，智歯は下歯槽管の損傷のリスクを考え温存することとした（3-10-2～5）．

治療経過：.016Ni-Tiのラウンドワイヤーにてレベリング．上下顎前歯がある程度，歯列に入ってきたところで咬合を構築していくために，.016×.022 のレクタンギュラーワイヤーでベンティングしたMEAWを装着．臼歯Ⅰ級関係が構築できたところで，ディテールの調整として犬歯Ⅰ級関係を構築し，治療を終了した．

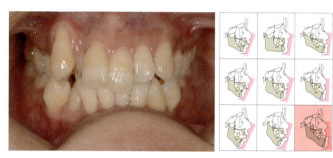

Highアングル　骨格性Ⅱ級　歯列Ⅲ級

咬合高径やや下げるイメージ
歯槽骨内に配列
抜歯矯正

図 3-10-1　患者情報

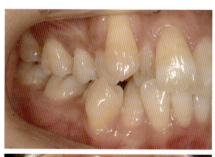
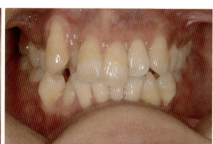
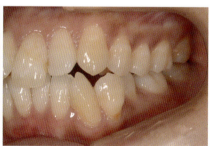
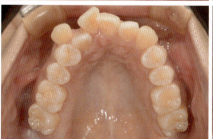
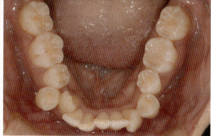

図 3-10-2　口腔内所見．上下顎歯列に叢生．Ⅲ級咬合．右側上顎側切歯は口蓋側に位置しており，反対咬合．上顎正中は右側に偏位．犬歯は咬合しておらず，犬歯によるガイダンスはとれていない．前歯から臼歯にかけての咬合平面は急峻．オーバージェット・オーバーバイトともに1～2mm．

第3章 永久歯の矯正に挑戦しよう！

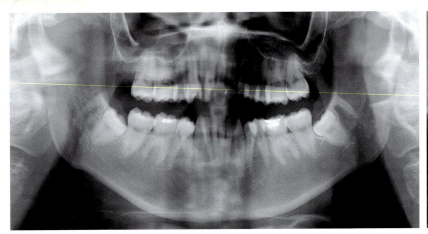

図 3-10-3　術前のパノラマ X 線所見．下顎角は High アングルで正中に対し，上下顎前歯ともに右側に位置している．上下顎歯列の隙間は前歯・臼歯ともほぼ同一である．咬合平面に対し，上下顎前歯部は傾斜している

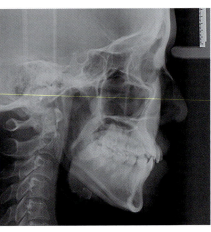

図 3-10-4　術前の頭部 X 線規格写真．計測値は FMA；33.0 でやや High アングル傾向．SNA；74.8, SNB；75.7, ANB；-0.9, A.P.D.I.；83.5 で骨格性 III 級傾向．O.D.I；57.0 で開咬傾向である．Interincisal Angle；132.0, U1-NA(mm)；12.0, L1-NB(mm)；5.3, U1-NA(°)；32.2, L1-NB(°)；16.7 で上下前歯歯軸には問題はないが，上顎前歯は唇側に大きく傾斜している

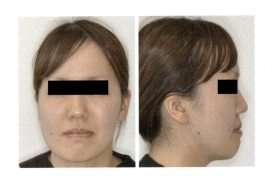

図 3-10-5　術前の正面観と側方面観．側方顔貌において，下顎オトガイは突出しており，上口唇よりも下口唇が突出している．E- ラインに対し上口唇はかなり内側に位置し，下口唇は突出．
　Nasolabial Angle は 87°でやや poor．正面顔貌では口唇閉鎖時にオトガイには緊張がみられ，口唇閉鎖が困難になっている．それに伴い上下口唇の形態は左右非対称で歪んでおり，鼻の横幅に対し，口唇の横幅は大きい．顔貌からも High アングル傾向がわかる

治療の評価：上下顎小臼歯抜歯とはなったが，術前の上下顎歯列の叢生は矯正治療により改善した．また術前は犬歯によるガイダンスがとれない歯列であったが，術後は犬歯による近心ガイドとなり，シーケンシャルガイダンスを獲得できている．臼歯部咬合関係は I 級関係へと改善できた．オーバージェット・オーバーバイトともに 2mm ほどで正常である（3-10-6 〜 11）．

　また大臼歯部の近遠心的な位置は術前に計画していた通り，大幅な位置の変化はなく咬合関係を構築することができている．術前にみられた上顎右側犬歯および下顎左側犬歯の歯肉退縮は術後も残っているが，他の歯は歯槽骨内に配列できているので歯肉退縮は認められない．術後のパノラマ X 線において，上下歯列の隙間は均等になっていることが確認できる．正面観の顔貌において，術前は口唇閉鎖時に顕著な下口唇の緊張が認められたが，術後は下口唇の緊張はなくなりリラックスした状態で口唇を閉鎖できるようになった．本症例においても鼻の横幅：口唇の横幅は 1：1.6 で審美的に見える．術後の側方顔貌は下顎の突出感はなくなり，E- ラインからも審美的に変化していることがわかる．Nasolabial Angle は約 95°で術前よりも改善．オトガイ部の弯曲も術後は自然な S 字を描き審美的である（3-10-12）．

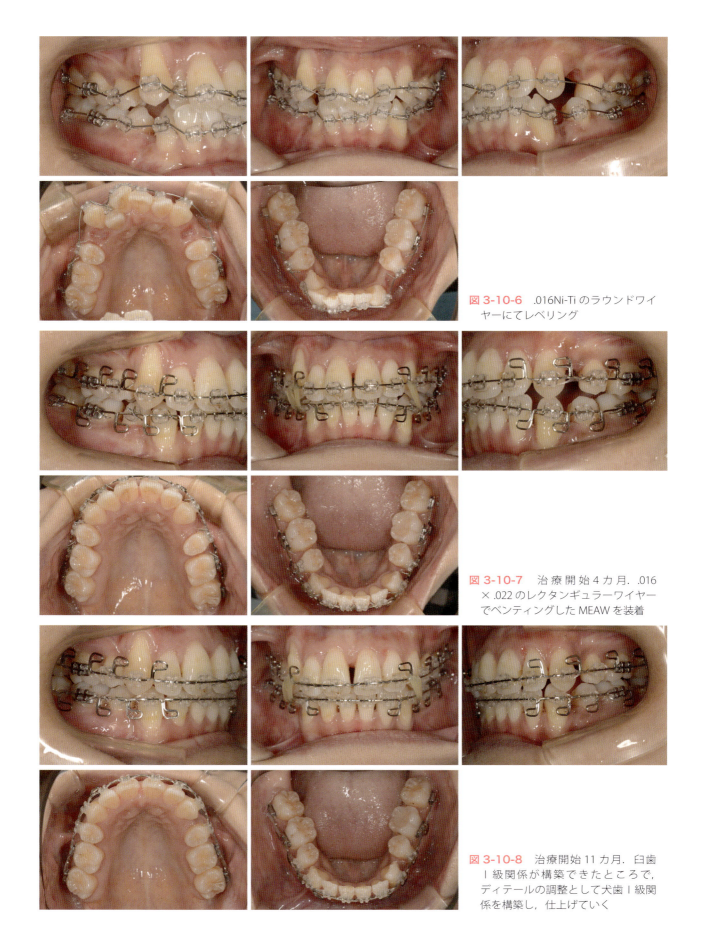

図 3-10-6　.016Ni-Ti のラウンドワイヤーにてレベリング

図 3-10-7　治療開始 4 カ月．.016 × .022 のレクタンギュラーワイヤーでベンティングした MEAW を装着

図 3-10-8　治療開始 11 カ月．臼歯 I 級関係が構築できたところで，ディテールの調整として犬歯 I 級関係を構築し，仕上げていく

117

第3章 永久歯の矯正に挑戦しよう！

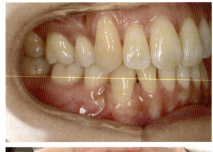
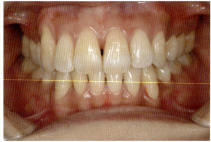
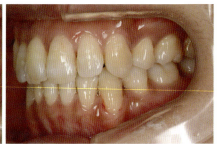
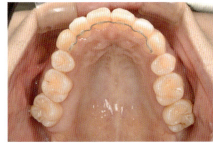
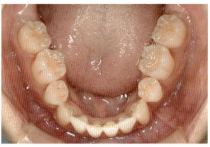
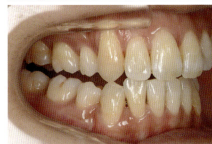
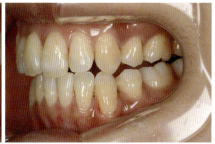

図3-10-9　上下顎小臼歯抜歯とはなったが，術前の上下歯列の叢生は矯正治療により改善した．また術前は犬歯によるガイダンスがとれない歯列であったが，術後は犬歯による近心ガイドとなり，シーケンシャルガイダンスを獲得できている．臼歯部合関係は1級関係へと改善できた．オーバージェット・オーバーバイトともに2mmほどで正常である

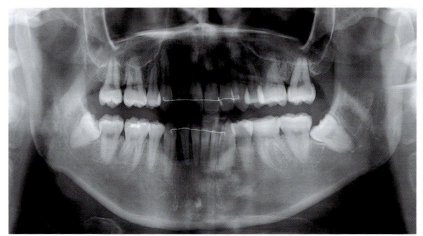

図3-10-10　術後のパノラマX線写真

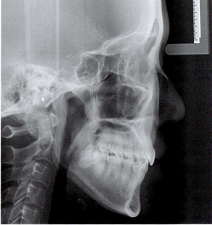

図3-10-11　術術後の頭部X線規格写真の計測値はFMA；32.3でフェイシャルタイプには変化ない．

SNA；78.2，SNB；75.8，ANB；2.4，A.P.D.I.；76.0で術前のⅢ級傾向は大幅に数値は改善した．O.D.I.；65.5で数値的にはやや開咬傾向であるが術前よりも改善がみられる．

Interincasal Angle；136.2，U1-NA(mm)；3.5，L1-NB(mm)；2.2，U1-NA(°)；24.1，L1-NB(°)；17.3で上下歯槽基底に対する前歯の位置および角度は術前に比較し改善している

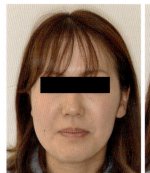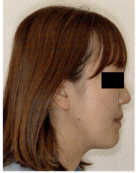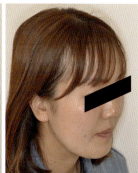

図 3-10-12　術後正面観，側方面観

＜本症例のポイント＞

・下口唇の突出改善および歯槽骨内に歯を配列するには抜歯矯正が必要になることもある
・智歯の抜歯については下歯槽管損傷のリスクが高い場合には熟考し，判断する必要
・抜歯矯正においても犬歯の位置を基準にし，前後の歯を配列していく
・Ⅲ級傾向の強い症例では下顎前歯を通常よりもやや舌側に傾斜させることで，外科矯正をせずに一般矯正で対応できる症例も多くある
・抜歯矯正は咬合高径が低くなりやすいので，咬合高径低下の改善および挙上のために咬合の仕上げでマルチループを用いるのは有効な手段である

第3章 永久歯の矯正に挑戦しよう！

症例 3-11　アングルⅢ級，骨格性Ⅲ級，上下前歯部叢生，前歯および右側臼歯の交叉咬合，Normalアングル，やや開口傾向，下顎前方への偏位

患者概要：患者は39歳，女性．矯正希望を主訴として来院した．3-11-1 は初診時の口腔内写真である．

治療計画：本症例も口腔内・顔貌から判断すると一見，外科矯正が必要に感じてしまうが，セファロ分析の結果，ANBは－1.4で外科矯正の判断基準となる－4よりも大きかったため，一般矯正にて対応することとした．本症例において非抜歯にて矯正を行うことは，矯正後，歯根がボーンハウジングには収まらないこと，また被蓋を改善するには上顎前歯を極端に唇側に出すこととなり，非抜歯矯正では審美的な改善は困難であるため，上下第二小臼歯を抜歯し矯正する計画とした（3-11-2～4）．

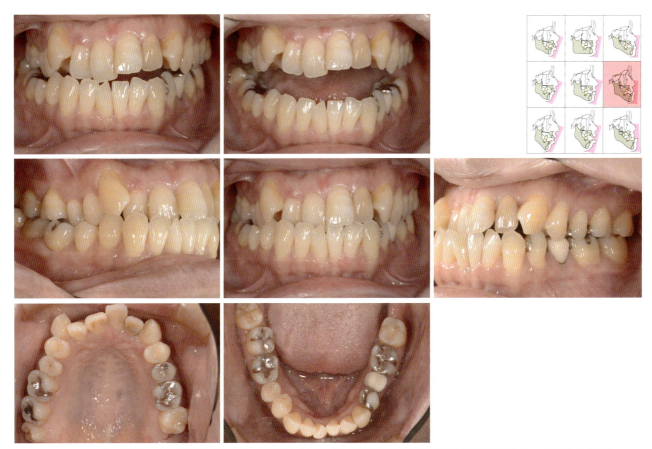

図 3-11-1　口腔内所見．上下顎前歯部に叢生．上顎右側中切歯・側切歯，上顎左側側切歯は反対咬合．右側小臼歯部にも反対咬合がみられる．歯列はⅢ級咬合で，上下犬歯は咬合しておらず，犬歯によるガイダンスは得られていない．咬合平面はフラットであるが，右側臼歯部は左側臼歯部よりも咬合平面は低い．下顎閉口時には右側上下中切歯が最初に接触し，そこから下顎が前方に偏位した位置が咬頭嵌合位となっている．オーバージェット・オーバーバイトともに－0.5～0.5mmほどである．上顎犬歯の位置は本来の配列位置よりもかなり前方に萌出している

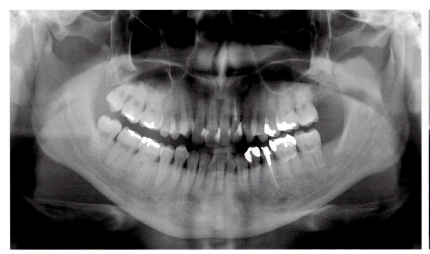

図 3-11-2　パノラマX線所見．下顎角はNormalアングル．上下顎歯列の隙間は左側よりも右側は広く，パノラマX線からも右側臼歯部の咬合平面は左側臼歯部よりも低いことがうかがえる．咬合平面に対する歯軸の傾きは右側下顎前歯においては近心に傾斜している．左右側下顎頭は平坦化しているようにみえる

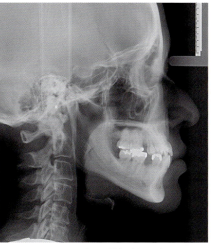

図 3-11-3　頭部X線規格写真．FMA；26.8でNormalアングル．SNA；85.7，SNB；87.1，ANB；-1.4，A.P.D.I.；91.3で骨格性Ⅲ級．O.D.I.；64.7でやや開咬傾向も認められる．
　Interincisal Angle；123.6，U1-NA(mm)；8.7，L1-NB(mm)；6.0，U1-NA(°)；30.3，L1-NB(°)；27.5で上下顎前歯歯軸はほぼ標準値であるが，上下顎前歯ともやや唇側に位置している

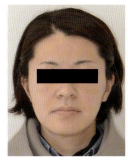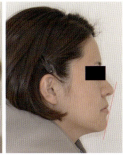

図 3-11-4　術前の顔貌所見．側方の顔貌において，上中顔面に対し下顔面は突出しており，特に下顎オトガイ部の突出が顕著でⅢ級顔貌である．しかし，E-ラインにおいては上下口唇ともに内側に位置しており，E-ラインを基準にすると突出感はない．Nasolabial Angleは82°でpoor傾向であった．正面顔貌においては，正中に対し下顎はやや右側への偏位が認められる．
　また鼻の横幅と口唇の横幅の比率はほぼ1：1.6で違和感はない

治療経過：3-11-5～9に示す．

治療の評価：上下顎前歯の叢生および右側前歯・小臼歯部の交叉咬合は矯正治療により被蓋を改善．また被蓋を改善したことで，下顎閉口時の早期接触は消失し，適切な顎位を得ることができている．小臼歯を抜歯したことにより，上顎前歯および犬歯をほぼ理想的な位置に配列することができた．その結果，緊密なⅠ級咬合および犬歯によるシーケンシャルガイダンスを獲得．術後のオーバーバイトは＋1.5mm，オーバージェットは＋1mmほどで正常な前歯部の被蓋関係へと改善している．また抜歯矯正によりボーンハウジングを逸脱することなく，顎堤のほぼ中央に全ての歯を配列することができている．

第3章 永久歯の矯正に挑戦しよう！

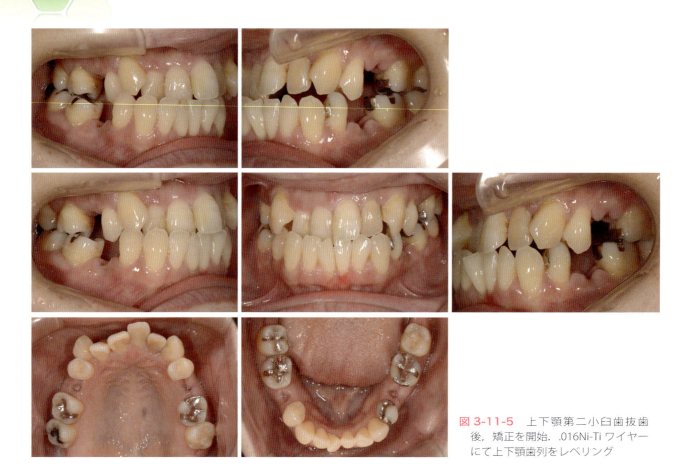

図 3-11-5　上下顎第二小臼歯抜歯後，矯正を開始．.016Ni-Ti ワイヤーにて上下顎歯列をレベリング

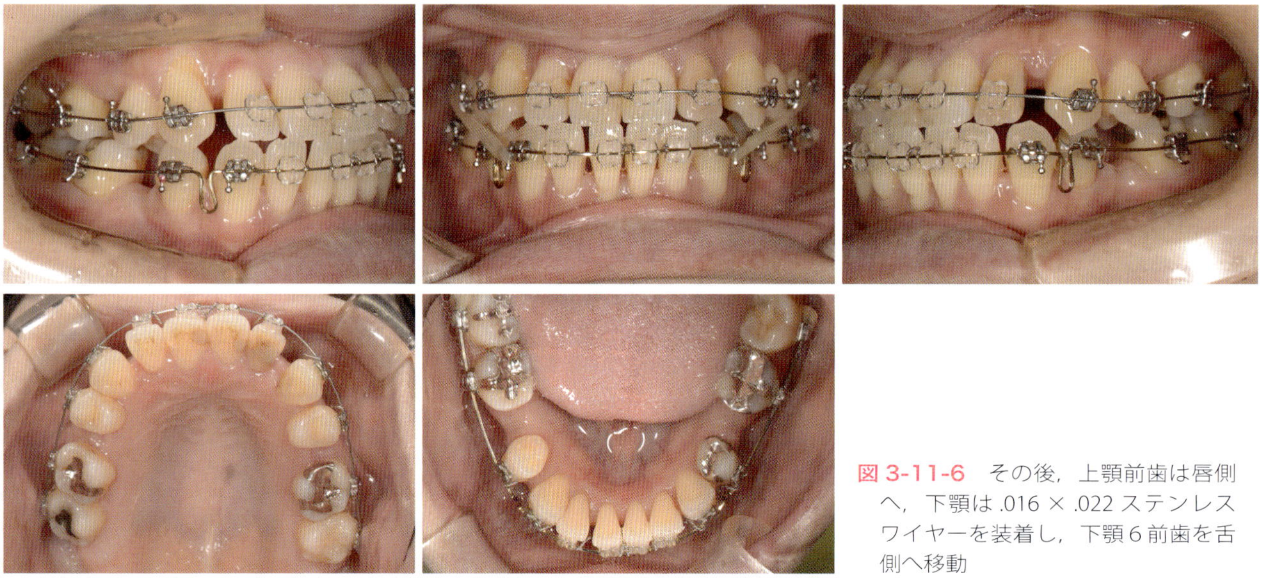

図 3-11-6　その後，上顎前歯は唇側へ，下顎は .016 × .022 ステンレスワイヤーを装着し，下顎6前歯を舌側へ移動

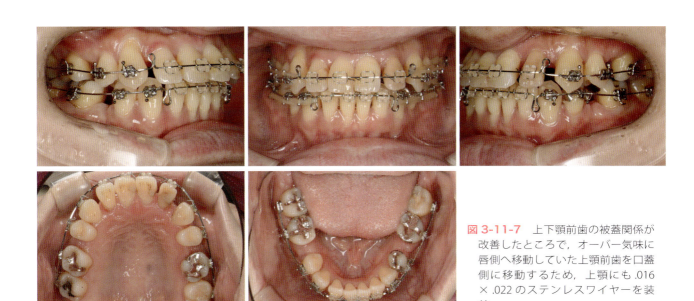

図 3-11-7　上下顎前歯の被蓋関係が改善したところで，オーバー気味に唇側へ移動していた上顎前歯を口蓋側に移動するため，上顎にも .016 × .022 のステンレスワイヤーを装着

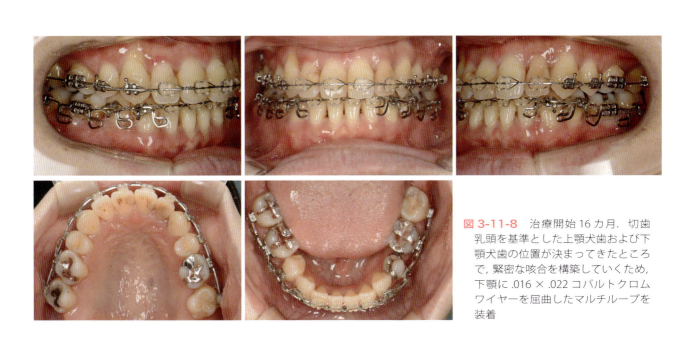

図 3-11-8　治療開始 16 カ月．切歯乳頭を基準とした上顎犬歯および下顎犬歯の位置が決まってきたところで，緊密な咬合を構築していくため，下顎に .016 × .022 コバルトクロムワイヤーを屈曲したマルチループを装着

第3章 永久歯の矯正に挑戦しよう！

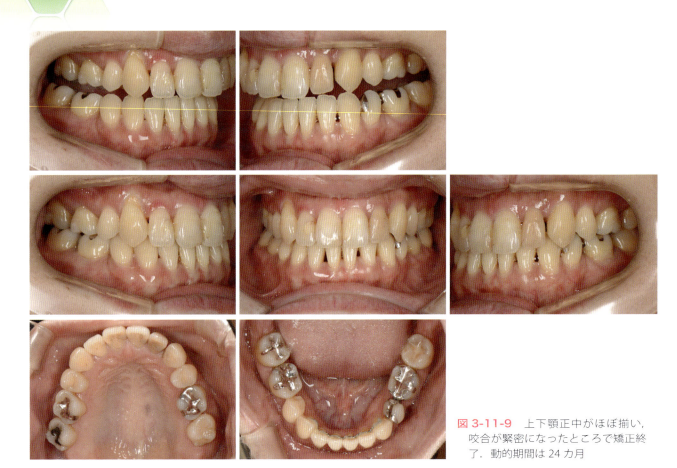

図 3-11-9　上下顎正中がほぼ揃い，咬合が緊密になったところで矯正終了．動的期間は 24 カ月

　術後のパノラマX線写真は 3-11-10，術後の頭部X線規格写真は 3-11-11 の通りで術前と同様に骨格性Ⅲ級傾向であるが，ANB の数値から上下顎歯槽基底部の前後的な位置は改善している．これは下顎の偏位を改善したことで顎位が変化し，適切になったためだと考えられる．

　O.D.I.；68.8 で術前よりも開口傾向は改善が認められる．Interincisal Angle；153.9，U1-NA(mm)；3.1，L1-NB(mm)；0.2，U1-NA(°)；18.3，L1-NB(°)；7.7 で，やや上下顎前歯歯軸の角度は大きくなったが，これは骨格性Ⅲ級の症例に対し，一般矯正にて治療したことで下顎前歯を通常よりも舌側に顕著に傾斜させた結果である．

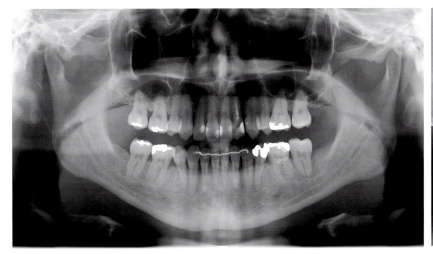 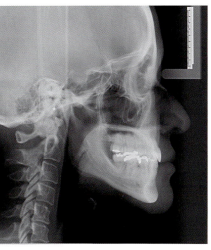

図 3-11-10　術後のパノラマX線においては，術前にみられた左右側臼歯部の咬合平面の差異は改善し，咬合平面が均等になっていることがわかる．また咬合平面に対し，歯軸は整直している．正面の顔貌では術前にみられた下顎の右側への偏位は改善している．術後のE-ラインは上下口唇とも突出することはなく審美的である．Nasolabial Angle は 88°で術前よりも審美的な値へと改善している

図 3-11-11　術後の頭部X線規格写真．計測値はFMA；24.6でフェイシャルタイプは術前とほぼ変化はない．SNA；87.6，SNB；87.4，ANB；0.2，A.P.D.I.；93.3

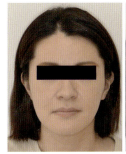 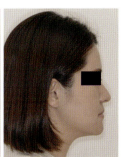

図 3-11-12　術後正面観と側方面観

＜本症例のポイント＞

- 非抜歯矯正でも配列は可能であるが，その結果，歯根はボーンハウジングから逸脱したり，犬歯の位置も解剖学的な適切な位置に配列することができなくなり，機能的・審美的な結果が得られない．術前に術後の犬歯の位置を想定し，治療計画を立案する必要がある
- 前歯に反対咬合がみられる場合は，上顎前歯は理想的な位置よりもオーバーに唇側に移動する．こうすることにより，顎位が動きやすくなり下顎位が安定する．その後，上顎前歯を適正な位置へと移動していく．
- 下顎前歯の舌側移動量は限界が小さい．そのため骨格性Ⅲ級の症例では，前歯部被蓋を改善するためには下顎前歯を舌側に大きく傾斜する必要がある．結果，その代償として Interincisal Angle は大きくなってしまう．
- 下顎前歯の舌側傾斜により Interincisal Angle は大きくなってしまうが，その結果，下顎位が後方に押し込まれていないかを十分確認しながら調整する．これを防ぐためにも上記している上顎前歯のオーバーな唇側移動が有効である

永久歯の矯正　まとめ

・上下顎前歯部を顎骨に対し適切に配列することで，上下口唇の突出が改善し，見かけ上，鼻は高くなり審美的になる
・Ⅱ級咬合はディプログラマーで下顎位を確認後，適切な咬合を付与することで下顎位は前方に適応し，審美的に変化する
・5つの指標を診断に取り入れることで，抜歯，非抜歯に関わらず審美的になる

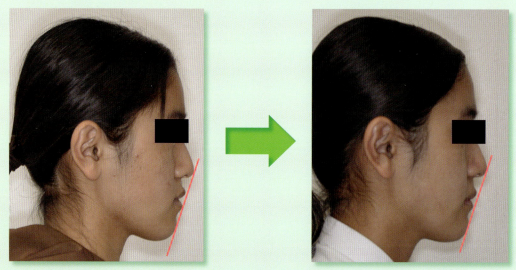

① 上顎前歯部を適切に配列することで上口唇の突出が改善し，見かけ上，鼻が高くなり審美的になる

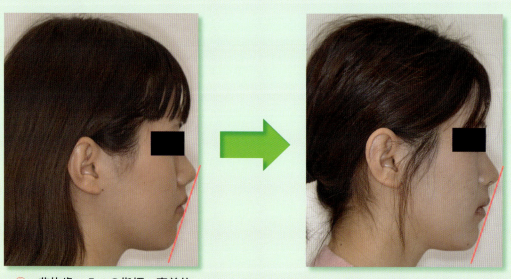

③ 非抜歯＝5つの指標＝審美的

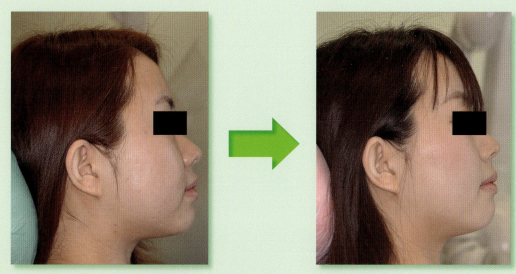

② ディプログラマーで確認!!
　Ⅱ級咬合では適切と思われる咬合を付与することで顎位が前方に適応し審美的になる

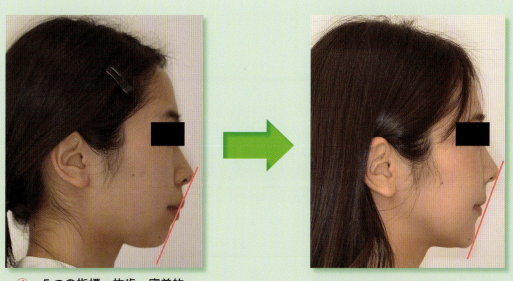

④ 5つの指標→抜歯　審美的

おわりに

　本書を通して，GP として日々の使用頻度の多い部分矯正（MTM）から小児期に行う咬合誘導，そして永久歯列を対象とした全顎矯正とさまざまな症例について提示させていただいた．これらの内容を GP として診療に取り入れることができれば，包括的な治療を行う足掛かりになることであろう．ここでいう包括的な治療とは，いわゆる歯内治療や歯周治療，修復処置や補綴処置，矯正治療など多岐にわたる分野を適切に用いることで患者にとって最善の治療を行うことである．さらにこの考えに加え，GP はかかりつけ医として一人の患者を小児期から長年にわたり診ていくことができる環境にあるため，最適なタイミングで矯正治療を行い介入することで健全な発育を促し，個々の患者にとって最適な咬合を獲得することで将来の咬合崩壊のリスクを小さくするという経時的に診ていくことでの包括的な治療という意味合いも含めている．小児期から経時的に診ていく包括的治療を成し遂げるにはやはり永久歯列での咬合を理解しておかなければならない．近年，小児期に早期治療を行なっていたが歯列不正が改善していないという問題を抱えた患者が当医院に相談に訪れることが増えているが，これは最終的な永久歯列でのゴールが見えていないまたは永久歯列での治療方法を持っていないことによるのではないかと感じている．乳歯列・混合歯列期への矯正治療は是非とも責任を持った上で治療介入していただきたい．

　本書において永久歯列での咬合についての大切さを述べてきた．矯正治療によって適切な下顎位や顎運動を獲得できるよう取り組み機能的な咬合を構築していかなければならない．一見，歯列は綺麗に配列できているように見えても下顎位はずれ，機能的な顎運動が得られていないのであれば正常な咬合とはいえないのではないだろうか．矯正治療によって舌や咬合関連筋，顎関節が正常に機能しなくなり，発音や咀嚼，嚥下に支障を来してはならない．しかしここで注意しなければならないのが咬合・機能面にとらわれ過ぎてしまうことである．矯正治療を希望される患者の多くは審美的な改善を主訴に来院される．開咬や反対咬合，顎位の偏位があって噛みにくいなど機能面を訴えて矯正治療を希望して来院される患者はほとんどいない．われわれ歯科医師はプロとして咬合を機能的に調和しなければならないことの重要性を認識している．そのため，患者とのカウンセリングで機能面についてはしっかりと説明するが，審美面の説明が不足することになりやすい．その結果，術者と患者が描いているゴールに相違が生じトラブルへと発展してしまうこともある．このようなトラブルを引き起こさないためにも術前にはしっかりと患者の主訴に耳を傾け，どの程度までの審美的な改善を求めているのかを知り，その上での実現可能な治療ゴールを説明し，治療に取り掛かる前に術者・患者双方が治療ゴールのイメージを一致させておかなければならない．審美と機能を両立させるためには場合によってはやはり抜歯矯正も必要なのである．患者の悩みを解決してこそ審美と機能の両立である．

　審美と機能を両立させるための私の診療スタイルは下川公一先生のお考えがベースとなっている．永久歯列の章で示した指針を是非とも参考にしていただくと審美と機能の両立が少しずつ理解できるようになるかと思う．この考えを取り入れることで長期的に予後の良い，いわゆる安全な咬合を構築することができる．健康な生活を送るためには咬合が果たす役割が大きいという認識は確実に拡がってきている．安全な咬合の理解を

深め実践することができれば患者の健康な生活を支えることに繋がっていく．私たちが矯正治療を行い審美と機能を両立することで，患者さんは食事が楽しくなり，人に会って話をするのが楽しくなり，その結果，健康で笑顔の絶えない生活を送る一助になっていることだろう．

謝辞

今回，GP でも矯正を学びたい，矯正を日々の診療に取り入れたいという思いのある特に若い先生方に向けて本書をまとめました．GP の先生方にとって矯正については症例に悩んだときに周りに矯正の症例について聞ける先生がいなかったりすることも多くあるでしょう．幸い私は所属しているスタディグループで先輩方から矯正治療について学ぶ機会に恵まれていたため症例に悩んだときにはすぐに相談できる環境でしたのでご指導いただきながら治療に取り掛かることができました．そのような環境にない先生方にとって日々の診療で悩まれたときに"本書を開けば症例のヒントが載っている"と思っていただける，特に若い GP の先生方にとって矯正治療を行うための拠り所の一冊になることを願っております．

最後になりますが，私の臨床の礎を作ってくださり歯科医師としての志のあり方など，多岐に渡りご指導賜りました故下川公一先生に哀悼の意を捧げるとともに，深く感謝申し上げます．また，日々共に研鑽を積んでおります福岡豊歯会，経基臨塾，情熱会，Kawazustudy club の会員諸先生方，このような出版の機会を与えてくださいました医歯薬出版編集部の皆様，日々私の臨床を支えてくれている医院のスタッフ，そして本書の作成において励まし支えてくれた家族・妻に深く感謝します．

本書執筆において参考にした文献

1）渡辺　隆史，徳永　哲彦．はじめての MTM．医歯薬出版．
2）徳永　哲彦．開業医のための臨床部分矯正．医歯薬出版．2021．
3）渡辺　隆史．GP が行う矯正治療を組み入れた咬合再構成．医歯薬出版．2024．
4）下川公一．咬合治療と顔貌の変化．第 1 回 咬合治療の目的．歯界展望．2010: 115(1): 81-92.
5）下川公一．咬合治療と顔貌の変化．第 2 回 咬合が蝶形骨の及ぼす影響．歯界展望．2010:115(3): 445-461.
6）駒澤　誉，雑賀　伸一．「下川の臨床咬合」受講ノート．医歯薬出版．2020．
7）井出吉信，小出　馨．チェアサイドで行う顎機能検査のための基本機能解剖．医歯薬出版．2023．
8）福島俊士．変化する顎関節と咬合．ヒョーロン．2014．
9）保田好隆．矯正　歯科治療ガイドブック．クインテッセンス出版．2019．
10）後藤滋巳．幼児・学童期からの矯正歯科治療．医歯薬出版：2012．
11) Incisor root resorption due to ectopic maxillary canines: a long-term radiographic follow-up; Babak Falahat, Sune Ericson, ; Angle Orthod. 2008 Sep; 78(5): 778-785.
12) Maxillary incisor root resorption induced by ectopic canines; Krister Bjerklin, Chanelle Houmet Guitirokh; Angle Orthod. 2011 Sep; 81(5): 800-806.

【著者略歴】

大　串　奈津貴

2000 年　鶴見大学歯学部　卒業
同　年　九州大学歯学部附属病院補綴科入局　研修医
2001 年　九州大学大学院歯学府　入学
2005 年　九州大学大学院歯学府博士課程終了　学位取得
2007 年　福岡県太宰府市にて開業

福岡豊歯会
経基臨塾
Kawazu-study club
情熱会
日本審美歯科協会
日本顎咬合学会認定医
日本矯正歯科学会
日本歯周病学会
日本口腔インプラント学会
Osseointegration Study Club of Japan（OJ）

患者思いの歯科矯正治療
GP が実践したい部分矯正・咬合誘導・全顎矯正

ISBN978-4-263-44750-5

2025 年 3 月 25 日　第 1 版第 1 刷発行

著　者　大　串　奈津貴
発行者　白　石　泰　夫
発行所　医歯薬出版株式会社

〒 113-8612 東京都文京区本駒込 1-7-10
TEL.（03）5395-7634（編集）・7630（販売）
FAX.（03）5395-7639（編集）・7633（販売）
https://www.ishiyaku.co.jp/
郵便振替番号　00190-5-13816

乱丁，落丁の際はお取り替えいたします　　印刷・三報社印刷／製本・明光社
© Ishiyaku Publishers, Inc., 2025. Printed in Japan

本書の複製権・翻訳権・翻案権・上映権・譲渡権・貸与権・公衆送信権（送信可能化権を含む）・口述権は，医歯薬出版（株）が保有します．
本書を無断で複製する行為（コピー，スキャン，デジタルデータ化など）は，「私的使用のための複製」などの著作権法上の限られた例外を除き禁じられています．また私的使用に該当する場合であっても，請負業者等の第三者に依頼し上記の行為を行うことは違法となります．

JCOPY ＜出版者著作権管理機構 委託出版物＞
本書をコピーやスキャン等により複製される場合は，そのつど事前に出版者著作権管理機構（電話03-5244-5088，FAX 03-5244-5089，e-mail：info@jcopy.or.jp）の許諾を得てください．